Antje Maly-Samiralow

DAS
PRINZIP
PLACEBO

Wie positive Erwartungen
gesund machen

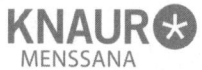

Besuchen Sie uns im Internet:
www.mens-sana.de

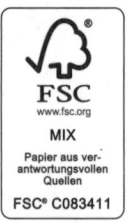

© 2014 der deutschsprachigen Ausgabe bei Knaur Verlag.
Ein Unternehmen der Droemerschen Verlagsanstalt
Th. Knaur Nachf. GmbH & Co. KG, München.
Alle Rechte vorbehalten. Das Werk darf – auch teilweise –
nur mit Genehmigung des Verlags wiedergegeben werden.
Fachliche Beratung: PD Dr. med. Karin Meissner
Redaktion: Maria Verde
Umschlaggestaltung: ZERO Werbeagentur, München
Umschlagabbildung: GettyImages/iStock Vectors/retrorocket
Satz: Adobe InDesign im Verlag
Druck und Bindung: CPI books GmbH, Leck
ISBN 978-3-426-65750-8

2   4   5   3   1

Inhalt

Einleitung

Es ist schon sehr lange her, so lange, dass ich mich nicht mehr erinnern kann, wie alt ich war, als es mir zum ersten Mal widerfuhr: Alle um mich herum hatten eine ordentliche Erkältung, husteten und niesten aus Leibeskräften. Ich dachte mir, wenn das so weitergeht, stecken sie mich an und ich werde auch krank. Prompt begann meine Nase zu kribbeln, der Hals fing an zu kratzen, und keine 24 Stunden später hatte ich eine handfeste Erkältung. Nachdem sich dieser Vorfall noch mehrere Male wiederholt hatte und ich jedes Mal, wenn ich fürchtete, krank zu werden, geradezu darauf warten konnte, tatsächlich zu erkranken, kam mir der Gedanke, dass es einen wie auch immer gearteten Zusammenhang zwischen meiner Angst und der sich darauf einstellenden Erkrankung geben müsse. Irgendwann fiel mir auf, dass sich dieses Phänomen nicht allein auf harmlose Erkältungen beschränkte. Egal, was ich mir ›herbeidachte‹, der Mechanismus war immer der gleiche. Ich empfand eine nicht unerhebliche Abscheu gegenüber einer bestimmten Erkrankung und ihrem Erscheinungsbild. Je unangenehmer und unansehnlicher das jeweilige Gebrechen zutage trat, desto größer war meine Angst, in einen ähnlich schlimmen Zustand zu geraten. Ich malte mir regelrecht aus, wie es mir damit ergehen würde, und litt unter Symptomen, die ich – noch – nicht hatte. Doch das mit den Symptomen war nur eine Frage der Zeit, denn die stellten sich erwartungsgemäß ein.

Nun könnte man meinen, ich sei ausgesprochen hypochondrisch veranlagt. Nun, vielleicht war ich das zum damaligen Zeitpunkt tatsächlich. Irgendwann sprach ich mit einem Hautarzt über dieses merkwürdige Phänomen. Ich vertraute ihm alle mir bis dahin bewusst gewordenen Symptome an und erzählte von meiner Vermutung, dass ich mir diese mehr oder weniger selbst verschuldet ins Haus geholt hätte. Er lachte und erzählte mir von seinen Erfahrungen. Während seiner Studienzeit habe er einige Kommilitonen erlebt, denen es wie mir ergangen sei, nur viel drastischer. Es sei nicht ungewöhnlich, dass Medizinstudenten Symptome einer Krankheit entwickeln, mit der sie sich gerade eingehend beschäftigen. Dabei schien die Intensität der Auseinandersetzung ausschlaggebend dafür zu sein, ob und wie stark die gefürchteten Symptome zutage traten. Ob besonders ängstliche Menschen eher dazu neigen, konnte er nicht mit Bestimmtheit sagen, vermutete es aber. Die Ausführungen meines Dermatologen waren mir seinerzeit zumindest ein kleiner Trost. Ich dachte, wenn selbst angehende Mediziner Opfer ihrer Vorstellungskraft werden können, bin ich zumindest nicht allein mit diesem Problem, auch wenn dieses Wissen mir nicht half, den Teufelskreis zu durchbrechen, in dem ich festzustecken schien. Irgendwann verfiel ich auf die Idee, den Spieß einfach umzudrehen. Wenn man durch negative Gedanken erkranken kann, müsste man sich doch genauso gut durch positive Gedanken gesund denken können, reimte ich mir in meiner laienhaften Vorstellung zusammen.

Fortan versuchte ich, meine Angst vor den Krankheiten anderer Leute an die Leine zu nehmen. Stattdessen habe ich mir eine Art innere Chuzpe zugelegt, die mich heute weitestgehend davor schützt, immer und immer wieder in die gleiche Falle zu tappen. Wenn ich beispielsweise bei winterlichen Temperaturen leicht bekleidet nach draußen gehe, weil ich etwas aus dem Auto holen will, denke ich nicht etwa: »Geh bloß schnell wieder rein, sonst wirst du noch krank ...«, sondern vielmehr: »Oh, das ist ganz schön kalt, aber das härtet ab.« Falls Sie sich an dieser Stelle in der Hoffnung wiegen, in diesem Buch Tipps für garantiert erkältungsfreie Winter zu finden, muss ich Sie enttäuschen. Auch ich habe nach wie vor meine Infekte und anderen Wehwehchen. Auch mein Immunsystem liegt bisweilen darnieder und lässt Viren und Bakterien freies Spiel. Aber ich bin deutlich seltener krank als früher, und ich konnte auch ein paar Krankheiten, die bereits zu chronifizieren drohten, aus meinem Leben verbannen. Heute habe ich eine deutlich bessere Vorstellung davon, was es mit positiven und negativen Erwartungshaltungen auf sich hat und welchen Einfluss sie auf die Gesundheit nehmen können.

So können positive Gedanken und Erwartungen Placebo-Effekte auslösen. Wenn man beispielsweise erwartet, dass Kopfschmerzen nach der Einnahme einer Tablette zurückgehen, obgleich die Pille, die man gerade geschluckt hat, nur ein Scheinmedikament ist und folglich keine pharmakologisch relevanten Substanzen im Spiel sein können, und der Kopfschmerz trotzdem abklingt, hat das in erster Linie mit der positiven Erwartung zu tun, die man mit der Einnahme der Tablette verbunden hat. Mit anderen Worten, allein die Vorstellung, dass die Tablette hilft, führt dazu, dass sie tatsächlich helfen kann. Je stärker man davon überzeugt ist, dass die Tablette helfen wird, desto größer ist die Wahrscheinlichkeit, dass die Kopfschmerzen auch wirklich abklingen.

Im Umkehrschluss kann die Erwartung eines negativen Szenarios genau dieses herbeiführen. Wenn man beispielsweise eine Tablette gegen Magenschmerzen einnimmt und davon in Kenntnis gesetzt wird, dass dieses Medikament zwar Magenschmerzen erfolgreich beheben kann, man aber damit rechnen müsse, einen leichten Schwindel zu entwickeln, so ist es durchaus möglich, dass einem nach Einnahme der Tablette schwindelig wird, obwohl diese Nebenwirkung frei erfunden ist. Allein die Vorstellung, die Magentablette könne Schwindel hervorrufen, kann dazu führen, dass der Boden zu tanzen beginnt und man sich ganz schnell setzen muss. Von sich selbst erfüllenden Prophezeiungen zu sprechen ist wissenschaftlich nicht ganz korrekt, aber es trifft die Sache doch im Kern. Das Wort »erwarten« sagt ja nichts anderes, als dass man einen in der Zukunft liegenden Zustand vorwegnimmt und davon ausgeht, dass er eintritt. So sprechen Wissenschaftler von der »antizipatorischen« Schmerzerwartung. Wenn man fürchtet, das Bohren beim Zahnarzt könne weh tun, und geradezu darauf wartet, dass der Schmerz jeden Moment einsetzt, nimmt man das Schmerzerlebnis vorweg, das heißt, man antizipiert es. Man geht davon aus, dass es so kommen wird. Tja, und damit wären wir auch schon bei der sich selbst erfüllenden Prophezeiung.

Ich hatte das Glück, vor einigen Jahren bei der Vorbereitung eines Filmprojekts die Placebo-Forscherin PD Dr. med. Karin Meissner kennenzulernen, die an der Ludwig-Maximilians-Universität (LMU) München forscht und lehrt. Sie gewährte mir erste Einblicke in das weite Feld der Placebo-Forschung und half mir, meine persönlichen Erwartungshaltungen und deren Folgen besser zu verstehen. Es ist ein schönes Gefühl, wenn die eigenen laienhaften Ahnungen und Vorstellungen, die man über Jahre gehegt hat, plötzlich wissenschaftlich erklärbar werden und man in seinen schemenhaften Vermutungen bestätigt wird. Seit dieser Unterhaltung mit meinem Dermatologen, der von den »angehexten« Erkrankungen seiner Kommilitonen berichtete, wusste ich ja, dass nicht wenige Menschen unter ihren Erwartungen leiden, nicht zu reden von all denen, die durch eine tendenziöse Berichterstattung in den Medien verunsichert werden und plötzlich Symptome entwickeln, von denen sie am Vortag in der Zeitung gelesen haben.

Daher keimte in mir der Wunsch, das Wissen um Placebo- und Nocebo-Phänomene zusammenzutragen, um all denen, die, wie ich seinerzeit, Krankheiten aus dem Nichts heraus entwickeln, zu zeigen, dass man negative Erwartungen sehr wohl auch in positive umwandeln kann. Die Placebo-Forschung zeigt eindrücklich, welchen Einfluss Erwartungen und erlernte Verhaltensmuster auf den Verlauf und das Ergebnis einer Therapie haben können. Je besser Wissenschaftler verstehen, welche Mechanismen dem Placebo- wie auch dem Nocebo-Effekt zugrunde liegen, desto gezielter können sie Hilfestellung geben, um beispielsweise die Wirkung von Medikamenten zu verbessern. Deutsche Wissenschaftler haben sich in der weltweiten Placebo-Forschung einen hervorragenden Ruf erarbeitet.

Als ich mich mit dem Gedanken trug, dieses Buch auf den Weg zu bringen, war mir nicht vollends bewusst, in welche Bereiche die Forschung bereits vorgestoßen ist und welche verblüffenden Erkenntnisse mittlerweile vorliegen. Wenn mein Plan aufgeht, dürften Sie, liebe Leserinnen und Leser, nach der Lektüre dieses Buches ein besseres Verständnis für Ihre eigene Krankengeschichte haben und möglicherweise in der Lage sein, diese ein klein wenig selbst zu beeinflussen. Abgesehen davon, hoffe ich, Ihnen so viel mit auf den Weg geben zu können, dass Sie sich künftig nicht mehr von Angst auslösenden Schlagzeilen und negativen Prognosen ins Bockshorn jagen lassen. Denn wenn von Nocebo die Rede ist, sind es nicht immer nur die eigenen negativen Erwartungen, die krank machen können. Mitunter fühlen sich andere Menschen berufen, uns Krankheiten einzureden. Auch der Beipackzettel, der in jeder Tablettenschachtel steckt, hat durchaus das Potential, Sie so weit zu verunsichern, dass die beschriebenen Risiken und Nebenwirkungen tatsächlich Gestalt annehmen.

Ungünstige Prognosen
schlecht verpackt

Es ist gut zehn Jahre her, dass ich mich einer Routineun-
tersuchung unterzog, obwohl ich erst Mitte dreißig war
und eigentlich nicht wusste, warum dies notwendig sein sollte. Aber mein Hausarzt riet mir dazu, und ich folgte seinem
Rat. Als er mit dem Ultraschall meine Galle durchleuchtete,
stieß er auf kleine Gewächse. Ich erinnere mich noch ziemlich genau an seine Worte. Noch bevor er die Knötchen in
ihrer Größe vermessen hatte, sprach er von einer potentiell
notwendigen Gallen-Operation. »Das könnten Polypen
sein, und wenn die mal entarten, dann muss die Galle raus,
bevor dort ein Krebsgeschwür entsteht.« Ich war so perplex,
dass es mir die Sprache verschlug. Heute vermute ich, dass
ich unter Schock stand und gar nicht in der Lage war, ange-
messen nachzufragen, um die Diagnose ins rechte Licht rücken zu lassen.

Anstatt mich sachgerecht aufzuklären, ließ mein Arzt seinen Vermutungen weiter freien Lauf. Er fragte mich, ob er
nicht ein paar Tumormarker ermitteln lassen solle, wo er
doch ohnehin schon Blut abgenommen habe, »… nur um auf
Nummer sicher zu gehen«. Er hatte mir innerhalb weniger
Minuten zweimal vor Augen geführt, ich könne ein Krebsgeschwür in der Galle haben oder zumindest in absehbarer Zeit
entwickeln. Ich weiß noch wie heute, dass es ein warmer
Sommertag war. Ich weiß auch noch, welches Kleid ich trug.
Und ich weiß noch ziemlich genau, dass ich am Abend dieses
Tages ausgehen wollte. Nach dieser Diagnose war mir nach
allem Möglichen zumute, nur nicht nach Amüsement. Ich
wusste gar nicht, wohin mit meiner Angst.

Die Erhebung irgendwelcher Tumormarker habe ich seinerzeit abgelehnt. Das war wohl weniger eine rationale als vielmehr eine intuitive Reaktion. Mein Arzt hatte nämlich noch ein paar ähnlich gelagerte Diagnosebeispiele zur Hand. Er berichtete von einem jungen Mann, dem er ebenfalls aufgrund kleiner Polypen in der Galle zur Operation geraten hatte. Nach dem Eingriff stellte sich jedoch heraus, dass die vermeintlich gefährlichen Gewächse alles andere als gefährlich waren und der Mann seine Galle für nichts und wieder nichts verloren hatte. Vielleicht wollte mein Arzt damit zum Ausdruck bringen, dass solche Polypen nicht gefährlich sein müssen. Vielleicht wollte er seine verunglückte Prognose relativieren. Vielleicht schwante ihm, dass er zu schwarz gemalt hatte.

Was auch immer er sagen wollte, faktisch hatte er seine Diagnose in falsche Worte gekleidet und mich in einen Zustand schlimmster Verunsicherung versetzt. Aus heutiger Sicht hätte ich mir eine Zweitmeinung einholen müssen. Ich weiß heute nicht mehr zu sagen, warum ich das nicht tat. Es bedurfte einer geradezu ungeheuerlichen Fehldiagnose, die er in ähnlich ungeschickte Worte kleidete, bis mir aufging, dass dieser Arzt nicht gut für mich sein konnte.

Nur wenige Monate nach besagter Gallengeschichte kam ich, nachdem ich bereits einen halben Tag in der Notaufnahme eines Münchner Klinikums verbracht hatte, mit einem heftigen Drehschwindel in seine Praxis. Ohne mich zu untersuchen, orakelte er, ich hätte vermutlich eine Entzündung im Gehirn, die er mit einer mehrtägigen Cortison-Infusion zu kurieren gedenke. Meine laienhafte Vermutung, dass der Schwindel von einem eingeklemmten Nerv herrühren könne – ich hatte zu dem Zeitpunkt fürchterliche Schmerzen im Schulter-Nacken-Bereich und konnte den Kopf kaum drehen –, schlug er glatt in den Wind. Als ich ihn fragte, wie er denn zu der Überzeugung gelangt sei, ich könne eine Entzündung im Gehirn haben, wo er mich doch noch nicht einmal untersucht habe, sagte er mir wörtlich: »Das kommt bei Frauen Ihres Alters ziemlich oft vor.« Daraufhin verließ ich seine Praxis und habe sie nie mehr betreten. Der Schwindel war tatsächlich die Folge eines eingeklemmten Nervs. Ich ging noch am selben Tag zum Orthopäden meines Vertrauens, der mir eine Spritze in die schmerzende Schulter gab. Kurz darauf klang der Schwindel ab.

Seit nunmehr zehn Jahren lebe ich mit den Polypen in meiner Galle. Zweimal im Jahr lasse ich sie von meinem Hausarzt überprüfen. Auch er hat mich darauf hingewiesen, dass man diese Gewächse im Auge behalten und die Galle gegebenenfalls entfernen müsse, falls die Polypen eine bestimmte Größe überschreiten oder sich vermehren. Aber im Gegensatz zu seinem Kollegen hat er mir keine Angst eingejagt. Er hat mich sachlich über die Risiken und Behandlungsmöglichkeiten solcher Gallenpolypen aufgeklärt. Bislang sind sie weder gewachsen, noch haben sie sich vermehrt. Und sollte es doch eines Tages so sein, weiß ich, was mich erwartet. Ich bin darauf vorbereitet und habe keine Angst vor einem möglichen Eingriff, weil mir die Notwendigkeit einer solchen Operation im Ernstfall bewusst sein wird.

Nun war ich seinerzeit in der glücklichen Lage, die für mich richtigen Konsequenzen aus den Vorkommnissen zu ziehen, und bin letztlich gestärkt aus der Situation hervorgegangen: gestärkt in dem Bewusstsein, dass Ärzte nicht immer auf der Basis stichhaltiger Befunde urteilen, sondern mitunter Meinungen und Vermutungen äußern und lieber auf Statistiken vertrauen, anstatt ihren Patienten zuzuhören; bestärkt auch in der Überzeugung, dass man sich solchen Meinungen nicht aussetzen muss. Hierzulande haben Patienten das Recht auf freie Arztwahl. Nun lebe ich in München, deren Bewohner sich über einen Mangel an Fachärzten wahrlich nicht beklagen können. Mir ist sehr wohl bewusst, dass Menschen vor allem in ländlichen Gegenden froh sind, überhaupt einen Facharzt in ihrer Nähe zu wissen. Trotzdem sollten sie sich nicht ins Bockshorn jagen lassen und im Zweifelsfall eine längere Anfahrt in Kauf nehmen. Wenn man sich als Patient schlecht beraten oder behandelt fühlt, ist das Vertrauensverhältnis, die Beziehung zwischen Arzt und Patient, möglicherweise so weit gestört, dass eine sinnvolle und zielführende Betreuung und Therapie erschwert, wenn nicht sogar unmöglich werden.

Ich habe mich damals relativ schnell von dem Schreck, den mein Hausarzt mir mit seinen Tumormarkern und Krebsgeschwüren eingejagt hat, erholt und keinen nennenswerten Schaden davongetragen. Die Entscheidung gegen eine Gallen-OP und die fragwürdige Cortison-Therapie zur Behandlung einer nicht existenten Hirnentzündung fiel mir möglicherweise auch deshalb so leicht, weil im Fall der Galle kein akuter Handlungsbedarf bestand, ich folglich nicht sofort reagieren musste, und im Fall des Drehschwindels die Diagnose des Arztes so abstrus klang, dass ich ihm Gottlob nicht auf den Leim gegangen bin.

Aber es gibt Situationen, die keine längeren Bedenkzeiten lassen und eine schnelle Entscheidung erfordern. Jede Frau, die sich aufgrund einer späten Schwangerschaft prädiagnostischen Maßnahmen unterzieht, um sicherzugehen, dass keine Gendefekte vorliegen, weiß um die Unsicherheit, die mit diesen Maßnahmen einhergeht. Unterschwellig ist immer ein Fünkchen Angst im Spiel. Schließlich möchte jede werdende Mutter ein gesundes Kind zur Welt bringen. So erlebte es auch eine Bekannte von mir.

Als sie zusammen mit ihrem Mann in die Frauenklinik ging, um die Befunde einer Fruchtwasseruntersuchung zu

besprechen, brach ihre Welt zusammen. Eine Krankenschwester fühlte sich berufen, die Ergebnisse auszuwerten,
und erklärte den werdenden Eltern, die Werte sähen nicht
gut aus und sie müssten damit rechnen, ein Kind mit offenem
Rücken zu bekommen. Was das bedeutet und welche Folgen
ein offener Rücken nach sich ziehen kann, ließ die Krankenschwester offen. Der künftige Vater zweifelte die Einschät-
zung der Krankenschwester an und ließ sich die Unter-
suchungsergebnisse aushändigen. Damit ging das Paar zur
betreuenden Gynäkologin, deren Meinung anders ausfiel.
Zwar lagen die Werte tatsächlich am Rand des grünen
Bereichs, aber die Eltern brauchten sich keine Sorgen zu machen. Die Frauenärztin klärte die Eltern auch darüber auf,
dass man eine solche Entwicklungsstörung, so sie denn eintreten sollte, behandeln kann. Damit hatte die Gynäkologin
alle Ängste und Zweifel behoben, so dass meine Bekannte
ihre Schwangerschaft genießen und sich auf ihr Kind freuen
konnte. Dieses Kind ist heute 25 Jahre alt und kerngesund.
Was wäre gewesen, wenn die Mutter keine Zweitmeinung
eingeholt und auf das Urteil der Krankenschwester vertraut
hätte? Man mag es sich nicht ausmalen. Allein die Zeit, die
bis zum Termin bei der Gynäkologin verstrichen ist und die
die Schwangere mit Zweifeln und Ängsten verbringen musste, war eine unnötige Tortur für sie, für ihren Mann und für
das Kind in ihrem Bauch. Besagte Krankenschwester hat vermutlich keinen Gedanken daran verschwendet, was sie mit
ihren unüberlegten Worten angerichtet hat. Und wer weiß
schon, wie vielen anderen Frauen sie in ähnlicher Weise die
Freude an der Schwangerschaft vergällt hat.

Nun muss man sich als Patient natürlich darüber im Klaren sein, dass jede diagnostische Maßnahme einen Befund
zum Ergebnis haben kann. Der ärztlichen Aufklärungspflicht
gemäß müssen Mediziner Patienten aufklären, was dies im

konkreten Fall bedeutet, welche Behandlungsoptionen bestehen und was passieren kann, wenn Patienten eine Therapie ablehnen. Wer unbedingt wissen will, wie es um ihn steht, und sich regelmäßig Vorsorgeuntersuchungen unterzieht, muss auch damit leben können, wenn diese ein negatives Ergebnis hervorbringen. Vor diesem Hintergrund sollten Patienten sich genau überlegen, ob sie wirklich wissen wollen, welche potentiellen Risiken sie in sich tragen – mit Betonung auf potentiell –, bevor sie zum Screening gehen. Das ist eine Verantwortung, der sich Patienten stellen müssen. Mediziner hingegen sind in der Verantwortung, Aufklärungsgespräche so zu führen, dass Patienten nicht unnötig verunsichert werden.

Mein erster Hausarzt hätte mir auch schonender beibringen können, dass ich die Polypen habe, ohne gleich von Krebs sprechen zu müssen. Meinem zweiten Hausarzt ist das ja auch gelungen. Dass die Krankenschwester, die meiner Bekannten die Hiobsbotschaft vom offenen Rücken ihres Kindes überbracht hat, überhaupt nicht kompetent war, die Ergebnisse einer Fruchtwasseruntersuchung zu analysieren, mag auf den personellen Notstand in dieser Klinik zurückzuführen sein. Die betreuende Gynäkologin hat meine Bekannte indessen nach allen Regeln ärztlicher Kunst aufgeklärt und den kurzeitigen Schaden behoben. Ich habe diese Beispiele bewusst gewählt, weil sie zeigen, was Ärzte, Therapeuten, aber auch Krankenschwestern und -pfleger mit Worten anrichten können. Aber die Beispiele zeigen auch, wie verantwortungsvoll Menschen in medizinischen Berufen mit Worten umgehen können und damit unnötigen Schaden von ihren Patienten abwenden.

Auf den folgenden Seiten lasse ich Patienten zu Wort kommen, die ebenfalls beide Varianten erlebt haben. Mitunter wurden sie jedoch massiv verunsichert und verängstigt. Vielleicht erkennt sich der ein oder andere Mediziner in den geschilderten Fällen wieder, und vielleicht tragen die Fallgeschichten dazu bei, dass der ein oder andere Arzt seine Worte künftig sorgfältiger wählt.

Patienten berichten

Welche Seelenqualen falsche und unbedacht geäußerte Prognosen bei Frauen mit unerfülltem Kinderwunsch auslösen können, schildert eine junge Mutter, die mir ihre Leidensgeschichte anvertraut hat.

Seit meiner Jugendzeit litt ich unter starken Schmerzen und Kreislaufproblemen vor und während meiner Menstruationsblutung. Einmal mussten meine Eltern mich deswegen sogar in die Notaufnahme bringen. Vonseiten der Ärzte wurden meine Beschwerden stets als »normal« abgetan. »Viele Frauen haben das Problem«, bekam ich oft zu hören. Ich wurde älter und wollte gern ein Kind haben. Doch ich wurde nicht schwanger. Mit Mitte 30 beschloss ich, mich einer Bauchspiegelung zu unterziehen, um Klarheit zu bekommen. Was ich im Zuge dieser Untersuchung erfahren habe, erschütterte mich in meinem Grundvertrauen in die deutsche Ärzteschaft.
Nach dem Eingriff, noch im Aufwachraum, beugte sich unvermittelt eine Ärztin über mich und erklärte mir, dass ich eine starke Endometriose habe und daher auf natürlichem Weg niemals schwanger werden würde. Ich war noch ganz benommen, hatte Schmerzen und fühlte mich wie vor den Kopf geschlagen. Erst einige Zeit später konnte ich die Anmaßung dieser Frau richtig einordnen. Was wusste sie von mir und meinem Körper, dass sie sich er-

laubte, mir eine derart hoffnungslose Prognose zu präsentieren – und das zu einem Zeitpunkt, als ich dringend Unterstützung und gute Worte gebraucht hätte. Im Nachhinein betrachte ich es als Glück, dass meine Wut auf diese Ärztin stärker war als die Angst, die sie mir zunächst eingejagt hatte. Nachdem mir zwei Optionen zur Behandlung der Endometriose vorgeschlagen wurden, die nicht für mich in Frage kamen – ich hatte die Wahl zwischen der Einleitung der Wechseljahre, was meinen Kinderwunsch vereitelt hätte, und einer Operation, was keine dauerhafte Lösung gewesen wäre –, beschloss ich, nach einem für mich geeigneten Weg zu suchen. Ich fand eine Ärztin, die das Krankheitsbild der Endometriose sehr erfolgreich therapiert.

Schon nach drei Monaten Behandlung ließen meine Beschwerden deutlich nach. Ich hatte kaum noch Schmerzen und keine Kreislaufprobleme mehr und: wenige Monate später wurde ich schwanger, auf natürlichem Weg! Wenn ich auf die vielen Jahre zurückblicke, in denen ich nach jedem Eisprung gehofft und gebangt hatte, ob es wohl dieses Mal klappen würde, und unendlich traurig war, wenn die Monatsblutung wieder einsetzte, werde ich noch immer wütend. Ich frage mich, warum Ärzte, vor allem Medizinerinnen, die doch um die Not einer Frau mit Kinderwunsch wissen sollten, so arglos mit ihren Worten umgehen. Und warum werden Frauen wie ich, die nicht innerhalb des von der Medizin vorgegebenen engen Zeitrahmens schwanger werden, als Sterilitätspatientinnen bezeichnet? Das Wort »steril« hat einen völlig hoffnungslosen, endgültigen Beiklang. Ich hätte von den MedizinerInnen erwartet, dass sie mich beraten, dass sie sich meiner annehmen und dass sie mir Mut zusprechen, anstatt mich zu verunsichern. Rückblickend glaube ich, dass es das Geschäft mit der Angst ist, was da betrieben wird. Wenn man Frauen erklärt, sie können nicht auf natürlichem Weg schwanger werden, dann kommt für diese Frauen eben nur die Reproduktionsmedizin in Frage, die man mir ja auch als einzig mögliche Lösung vorgeschlagen hatte.

Karin Adler-Enzel

Auch der folgende Bericht eines jungen Patienten mit der Diagnose Multiple Sklerose zeigt, welchen Schaden achtlose Prognosen anrichten können.

Ich war 26 Jahre alt, als ich die Diagnose Multiple Sklerose bekam. Ich hatte keine Ahnung, was es mit dieser Krankheit auf sich hat. Die junge Neurologin, die mich damals behandelte, drückte mir ein Buch in die Hand mit den Worten: »Lesen Sie sich das mal durch. Dann wissen Sie, was auf Sie zukommt.« Nach der Lektüre habe ich so ziemlich alle Symptome entwickelt, die in dem Buch beschrieben waren. Die Bilder von Patienten im Rollstuhl hatten sich in mein Gehirn eingegraben. Seither lebte ich in der Angst, auch irgendwann im Rollstuhl zu sitzen. Während eines Klinikaufenthalts wurde diese Angststarre, in der ich mich mittlerweile befand, noch verstärkt: Außer mir und einer Mitpatientin waren alle Menschen auf der Station auf Hilfe angewiesen. Sie konnten sich weder allein fortbewegen noch sich versorgen. Die Bilder dieser Menschen habe ich lange nicht aus dem Kopf bekommen. Als ich die Klinik endlich verlassen konnte, verabschiedete mich die leitende Stationsschwester mit den Worten: »Wir sind ja froh, dass Sie noch in einem solchen Zustand sind.« Niemand, aber auch wirklich niemand hat mir damals Mut zugesprochen oder mich über einen positiven

Verlauf der Krankheit aufgeklärt, den es ja schließlich auch gibt. Gott sei Dank bin ich irgendwann an eine Ärztin geraten, die genau das getan hat: Sie hat mich beruhig, mir Mut gemacht und gezeigt, dass man mit dieser Erkrankung ganz gut leben kann. Wäre ich früher an diese Frau geraten, hätte mir das viel Leid erspart, unnötiges Leid! Ich habe immer noch MS. Seit der Erstdiagnose sind 23 Jahre vergangen, aber ich sitze nicht im Rollstuhl. Ich kann mich normal bewegen und mich allein versorgen, auch wenn es gute und weniger gute Tage gibt, auch wenn der Winter meinen Gelenken zusetzt und Regentage nach wie vor nicht meine besten sind. Aber ich frage mich, warum Ärzte, Physiotherapeuten und Krankenschwestern meine Situation zusätzlich belasten mussten, anstatt mich aufzubauen. Ich frage mich auch, warum sie meiner Familie ›reinen Wein einschenken mussten‹, bis diese mich nicht mehr als Bruder oder Sohn, sondern nur noch als Kranken gesehen und behandelt hat. Ich bin aber nicht MS, sondern ein Mensch, der mit dieser Krankheit lebt; das ist ein Unterschied, ein großer Unterschied!

M. P.

Ich habe den Neurologen Prof. Dr. Rüdiger Seitz – ärztliche Leitung der Neurologischen Abteilung im LVR-Klinikum Düsseldorf, Kliniken der Heinrich-Heine-Universität Düsseldorf –, der u. a. Patienten mit Multipler Sklerose behandelt, gefragt, wie man als Mediziner Prognosen über den Verlauf einer Krankheit vermitteln kann, ohne Patienten jede Hoffnung zu nehmen.

»Wenn es sich um eine Krankheit handelt, wie die MS, bei der definierte medikamentöse Behandlungen zur Verfügung stehen und sogar früh behandelt werden sollte, ist die Diagnose zu benennen. Auch ist der Patient darauf hinzuweisen, dass es Informationsmaterial für Patienten gibt, das ihm am besten zusätzlich zu dem aufklärenden Arzt-Patient-Gespräch auch auszuhändigen ist. Die Prognose ist entsprechend dem gegenwärtigen Kenntnisstand zu vermitteln; bei der MS kann dem Patienten z. B. gesagt werden, dass die Krankheit überwiegend günstig verläuft und die Prognose wegen der modernen Therapieverfahren heute insgesamt günstiger zu beurteilen ist. Eine spezifische Prognose für den Patienten (z. B. in x Jahren sind Sie nicht mehr gehfähig) ist zu vermeiden; denn dies ist durch nichts gestützt.«

Wenn die Ankündigung einer Gehunfähigkeit, die im Klartext ein Leben im Rollstuhl nach sich ziehen würde, durch nichts gestützt ist, warum lassen sich Therapeuten und Ärzte dann dazu hinreißen, solche für die Patienten traumatischen Szenarien in den Raum zu stellen? Was beabsichtigen sie damit? Wem soll damit geholfen sein? Oder sind es am Ende nur unbedacht dahingesagte Sätze?

Warum Angehörige und Freunde Hoffnung zerstören

Die Geschichte dieses jungen MS-Patienten zeigt deutlich, dass Menschen nicht nur mit Worten Unheil anrichten können, sondern auch durch nonverbale Kommunikation, etwa mittels Mimik oder durch ihre grundsätzliche Haltung gegenüber dem Patienten. Was diesem jungen Mann widerfahren ist, passiert vielen Patienten mit schweren Erkrankungen, vor allem Krebspatienten. Freunde und Familienangehörige sprechen den Kranken ständig auf sein Leiden an. »Wie geht es dir?« bezieht sich nicht mehr auf das Lebensgefühl, die familiäre Situation oder berufliche Erfolge und Misserfolge, sondern einzig und allein auf den Kranken-status. Ein Mensch, der an Multipler Sklerose, an HIV oder an Krebs erkrankt ist, will nicht ständig an seine Erkrankung erinnert werden. Das tut schon die Erkrankung selbst mit all den Symptomen, die sie im Schlepptau führt.

Freunden und Angehörigen ist dies möglicherweise nicht bewusst, und hinter ihren Worten steckt ganz gewiss keine schlechte Absicht. Aber wenn sie einen schwerkranken Men-schen sorgenvoll anschauen und die trostlose Situation auch noch mit einem »Ach du Armer!« krönen, vermitteln sie ihm letztlich, dass sie nicht an seine Heilung glauben. Damit ver-urteilen sie den Kranken zur Krankheit und möglicherweise auch zum Tod. Vielleicht sollten Angehörige und Freunde schwerkranker Menschen sich für einen Moment in die Situ-ation des anderen versetzen und sich fragen, ob sie es als hilf-reich empfänden, würde man sie so behandeln und – salopp formuliert – ›abschreiben‹.

Wie gefiele es Ihnen, wenn sich Ihr soziales Umfeld peu à peu verabschiedete, bis sie ganz allein wären mit der Krank-heit und dem Versuch, gesund zu werden. Schwerkranke Menschen – sprechen wir ruhig von einer Krebserkran-kung – haben genug damit zu tun, mit den Symptomen fer-tig zu werden. Sie haben mit Schmerzen, Bewegungsstö-rungen und anderen erheblichen Einschränkungen zu kämpfen, vertragen das Essen nicht, haben Verdauungsstö-rungen und schlafen schlecht. Dazwischen werden sie von den eigenen Zweifeln geplagt, ob sie das alles schaffen und nach abgeschlossener Therapie wirklich wieder die Alten sein werden. Was diese Patienten brauchen, sind Hoffnung und Menschen, die willens und in der Lage sind, ihnen Hoffnung zu geben und sie zu unterstützen. Die Therapie, für die sie sich entschieden haben, kann nur wirken, wenn die Erkrankten an den Sinn der Therapie glauben. Wenn ihnen jedoch permanent vermittelt wird, dass sie ohnehin bald sterben müssen, welchen Zweck kann eine Therapie dann noch erfüllen? Ich habe mich oft gefragt, warum gerade Krebspatienten dazu neigen, ihre Erkrankung geheim zu halten und lediglich den engsten Familienkreis einzuweihen. Mitunter wissen noch nicht einmal die Kinder, dass Mutter oder Vater Krebs haben. In Vorbereitung auf dieses Buch habe ich mit mehreren Krebspatienten über diesen Aspekt gesprochen. Interessanterweise verhalten sich tatsächlich viele so defensiv, weil sie nicht bemitleidet werden wollen und nicht ständig über ihre Erkrankung reden möchten. Sie bemühen sich um Normalität. Sie versuchen, aus dem Loch der Niedergeschlagenheit, der Zweifel und der Ängste herauszukrabbeln, und werden von anderen immer wieder hineingestoßen.

Eine Frau, die an Brustkrebs erkrankt war, erzählte mir, wie sehr es sie belastet hat, dass die Menschen in ihrem Umfeld sich ihr gegenüber merkwürdig verhielten und sie wie eine Aussätzige behandelten. »Menschen, mit denen man vorher normalen Umgang gepflegt und über Gott und die Welt gesprochen hat, wissen plötzlich nicht mehr, wie sie mit dir umgehen sollen. Plötzlich merkst du, dass sie dir aus dem Weg gehen und schon mal die Straßenseite wechseln, nur, um dir nicht begegnen zu müssen. Das hat mir manchmal mehr zugesetzt als die Krankheit selbst. Stünde ich heute noch einmal vor der Wahl, ich würde niemandem davon erzählen.«

In einem Fall beschrieb es ein Angehöriger so: »Meine Frau wollte irgendwann keinen Besuch mehr im Krankenhaus empfangen. Arbeitskollegen und Freunde kamen, um sich von ihr zu verabschieden.« Man kann nur ahnen, wie diese Frau sich gefühlt haben mag. Auch wenn der Vergleich hinken mag, so scheinen solche Szenen doch einer kollektiven Verbannung gleichzukommen. Alle scheinen sich darüber einig zu sein, dass die oder der Kranke im Bett bald nicht mehr unter ihnen weilen wird.

Eine Dame, in deren Nachbarschaft ich eine Zeitlang lebte und die ebenfalls an Krebs erkrankt war, erzählte mir eines Tages, wie gut es ihr getan hätte, dass ich sie nicht auf ihre Krankheit angesprochen habe. Ich wusste, dass sie Krebs hatte, weil ich sie öfter ohne Perücke gesehen hatte. Sie erzählte mir auch, wie oft ihr Gegenteiliges passiert ist, wenn wildfremde Menschen im Supermarkt oder auf der Straße hinter ihrem Rücken getuschelt und sich über ihre Erkrankung ausgelassen hätten. »Das tut einem schon weh. Die Leute behandeln einen, als hätte man etwas verbrochen«, kommentierte sie die demütigenden Begegnungen.

Es ist nicht verwunderlich, wenn Krebspatienten ihre Krankheit verschweigen, um sich vor den Reaktionen anderer zu schützen. Die persönlichen Berichte Betroffener zeigen deutlich, dass sie sich einen anderen Umgang mit ihnen und ihrer Krankheit wünschen. Vielleicht ist es an der Zeit, ein anderes Verständnis für Patienten und ihre Situation zu entwickeln, um den Heilungsprozess nicht zu torpedieren, sondern diese Menschen in ihrem Bemühen, wieder gesund zu werden, zu unterstützen. Die größte Verantwortung in diesem Zusammenhang kommt vermutlich Medizinern, Therapeuten und Pflegepersonal zu. Neben den engsten Angehörigen sind sie nicht nur Ansprechpartner, sondern vielmehr noch Vertrauens- und Bezugspersonen.

Die bisher wiedergegebenen Patientenberichte haben gezeigt, wozu negativ formulierte Prognosen führen können. Wenn Ärzte sich jedoch zum Richter über Leben und Tod aufschwingen, stellt sich die Frage, ob sie ihren Patienten im Zweifelsfall nicht mehr Schaden zufügen und eine Heilung sogar verhindern.

Ich bin 50 Jahre alt. Ich bin glücklich verheiratet und habe zwei wunderbare Kinder. Im letzten Frühjahr unterzog ich mich einem chirurgischen Eingriff, weil der Verdacht auf ein Lebergeschwür bestand. Nach der Operation stand die versammelte Ärzteschaft an meinem Bett und sah recht betreten drein, so als täte ich ihnen furchtbar leid. Schließlich teilte man mir mit, dass ich einen Tumor am Mastdarm sowie Metastasen in der Galle hatte und dass die Lymphknoten befallen waren. Nachdem mir über mehrere Tage niemand sagen konnte, was das für mich konkret bedeuten würde, fragte ich den Arzt, der mich operiert hatte. Seine Antwort: »Also so viel ist sicher: Sie werden an diesem Krebs sterben. Wenn Sie Glück haben, in zehn Jahren, wenn Sie Pech haben, in drei Monaten.«

Das hatte gesessen. Aber es kam noch besser. Ich begann eine Chemotherapie. Nach der ersten Kontrolluntersuchung letzten Herbst erklärte mir der Onkologe: »Denken Sie jetzt nicht mehr in Jahren, sondern nur noch in Monaten. Ich kann Ihnen nur raten, Ihre Angelegenheiten zu regeln und Ihr Testament zu machen.« Ich sagte dem Mann, dass ich auf jeden Fall dabei sein wolle, wenn mein jüngster Sohn sein Abiturzeugnis in Händen hält. Daraufhin schaute er mich zweifelnd an und sagte: »Wenn das im Frühjahr stattfindet, könnten Sie vielleicht noch dabei sein.«

Das war ganz schön ernüchternd und vor allem so unumstößlich. Ich war schon im Begriff, einen Brief an meinen Sohn zu schreiben, den er am Tag seiner Zeugnisübergabe hätte öffnen sollen. Mein Sohn ist 13 Jahre alt und wird frühestens in fünf Jahren Abitur machen. Beim Treffen mit meinem Psychoonkologen erzählte ich von meinem Vorhaben und von dem Urteil des Onkologen. Der Psychoonkologe half mir wieder mental auf die Füße. Er beruhigte mich und gab mir wieder ein bisschen Hoffnung. Er sagte mir, dass es keine unheilbaren Krankheiten gebe und dass die Möglichkeit der Heilung immer bestehe.

Und ich sage heute, die Hoffnung stirbt zuletzt! Ich will leben, und ich will meinen Sohn strahlen sehen, wenn er das Abi geschafft hat. Und wann ich von dieser Welt gehe, darüber befindet kein Onkologe und auch kein Chirurg. Das ist das Einzige, was sicher ist. Ich habe das Glück, dass meine Familie mir den Rücken stärkt, dass mein Mann und meine Kinder alles für mich tun und vor allem, dass sie mit mir zusammen an meine Heilung glauben.

H. K.

Eine Bekannte erzählte mir von ihrem Mann, der ebenfalls an Krebs erkrankt ist. Als er die Nebenwirkungen der Chemotherapie nicht mehr ertragen konnte und seinem Onkologen mitteilte, er wolle die Therapie abbrechen oder zumindest aussetzen, sagte der ihm klipp und klar, dass dies sein Todesurteil sei und dass er ihm keine zwei Monate mehr gebe, wenn er die Therapie nicht wie besprochen fortführen würde. Die Ankündigung des Onkologen lag zum Zeitpunkt unserer Unterredung ein gutes Jahr zurück. Wie mir meine Bekannte kürzlich versicherte, geht es ihrem Mann zusehends besser. Sie leben von einem Tag zum nächsten. Er hat seine Ernährung umgestellt und ein paar andere Dinge verändert. Die Prophezeiung des Arztes hat sich nicht erfüllt, obwohl der Schrecken seiner Worte lange tief saß.

Es war die Pflicht dieses Onkologen, den Mann meiner Bekannten über die Konsequenzen eines Therapieabbruchs aufzuklären. Aber es ist ein Unterschied, ob man darauf hinweist, dass der Tumor ohne Chemotherapie möglicherweise aggressiv wächst und die Überlebenschancen dadurch verkürzt werden können, oder ob man apodiktisch ein Todesurteil fällt.

Die Erfahrung, die diese Menschen machen mussten, teilen sie mit vielen anderen Patienten. Insbesondere in der Onkologie scheint diese inhumane Art der Kommunikation verbreitet zu sein. Ich sprach unlängst mit einem Mediziner, den ich seit vielen Jahren kenne und den ich nicht nur als Arzt, sondern auch als Menschen sehr schätze, über diesen offenkundigen Missstand. Daraufhin erzählte er mir von seiner Zeit als junger Assistenzarzt, die er unter anderem auf der onkologischen Station eines deutschen Universitätsklinikums verbracht hatte. Dort erlebte er, wie Krebspatienten kaum mehr als Menschen wahrgenommen wurden, sondern nur noch als Fälle, die innerhalb von Studienprotokollen therapiert wurden, unabhängig von ihrer individuellen Situation. Für Fragen oder Bedenken war keine Zeit. Bat ein Patient darum, mit der Chemotherapie noch zu warten, weil er einfach noch eine Nacht darüber schlafen wolle, wurde er unter Druck gesetzt, und es wurde darauf gedrungen, die Therapie sofort einzuleiten. Die Erfahrungen, die dieser Arzt in der Onkologie eines deutschen Universitätsklinikums gemacht hat, haben ihn derart ernüchtert, dass er vielen Onkologen eine ethische Grundhaltung abspricht, die eigentlich zur Ausstattung eines jeden Mediziners gehören sollte. Zwar räumte er ein, dass Onkologen möglicherweise deshalb so nüchtern und unterkühlt auf ihre Patienten reagieren, weil sie der Krankheit oft selbst so hilflos gegenüberstehen und schlicht versuchen, sich zu schützen, indem sie Distanz zu ihren Patienten aufbauen. Aus menschlicher Sicht ist das gut nachvollziehbar. Das mag ein Licht auf die Not werfen, in der mancher Onkologe möglicherweise ist. Nur hilft diese Einsicht weder den Patienten noch ihren Angehörigen. Denn sie brauchen die volle Unterstützung der Ärzte, die eben nicht nur als Meister ihres Fachs, sondern auch als einfühlsame Menschen gefragt sind.

Nun gibt es nicht *die* Onkologen, so wenig wie es *die* Köche oder *die* Schuster gibt. Und ich weiß sowohl aus persönlichen Gesprächen mit Onkologen als auch aus Schilderungen von Patienten, dass viele in der Onkologie tätige Mediziner verantwortungsvoll und menschlich agieren und sich mitunter geradezu fürsorglich um das Wohl ihrer Patienten bemühen. Krebspatienten haben mir von Ärzten erzählt, die ihnen anboten, sie zu jeder Tag- und Nachtzeit anzurufen, wenn sie in Not sind. Eine junge Patientin erzählte mir von ihrem Onkologen, der sie in den Arm nahm und sie tröstete, wenn sie am Boden war, oder sich mit ihr freute, wenn die Tumormarker nach unten gingen. Aber es gibt eben auch Mediziner, die kalt und zynisch agieren und als »wandelnde Nocebos« viel Unheil anrichten.

Dass vor allem Krebskranken jede Hoffnung auf Heilung genommen wird und sie stattdessen mit konkreten Sterbefristen konfrontiert werden, ist eine unheilvolle Entwicklung, die eines Gesundheitssystems wie dem unseren unwürdig ist und dringend einer öffentlichen Debatte bedarf. Ich habe mit mehreren Medizinern unterschiedlicher Fachrichtungen sowie Gesundheitsforschern über diesen Missstand gesprochen, und sie alle haben mir klar und deutlich zu verstehen gegeben, dass kein Arzt dieser Welt dazu in der Lage ist, einem Patienten ein konkretes Sterbedatum zu nennen, weil er das gar nicht kann. Überlebensraten sind immer statistische Mittelwerte mit Ausschlägen in die eine oder in die andere Richtung, und es besteht immer die Möglichkeit der Heilung beziehungsweise der deutlichen Lebenszeitverlängerung, auch wenn das nur in seltenen Fällen vorkommt.

Prof. Dr. med. Franz Porzsolt, der früher das Tumorzentrum am Universitätsklinikum Ulm leitete und später das

Fachgebiet der Klinischen Ökonomik begründete, hat sich in diesem Zusammenhang damit beschäftigt, was aus Patientensicht gut und wichtig ist. Ich habe ihn gefragt, welche Gefahren von solchen apodiktischen Prognosen ausgehen und was sie über Mediziner aussagen, die Patienten mit dem nahenden Tod drohen.

»Unsere Kollegen sollten es sich zur Regel machen, im Gespräch mit Patienten und deren Angehörigen keine konkreten Prognosen abzugeben, weil kein Arzt wirklich weiß, wie lange sein Patient leben wird, weil die Geschichte bestätigt, dass Prognosen von Ärzten, die meinen, sie könnten die Zukunft vorhersagen, häufig peinlich unzutreffend sind und weil die Vermittlung des Prinzips Hoffnung schlichtweg als ethische Verpflichtung verstanden werden darf, wenn man einem Hilfesuchenden keine bessere Lösung anbieten kann.«

Auch wenn keine Forschungsergebnisse vorliegen, die die Auswirkungen solcher konkreten Todesankündigungen belegen – entsprechende Studien verbieten sich allein aus ethischen Gründen –, können wir davon ausgehen, dass solche Aussagen die Heilungschancen der Patienten nicht verbessern. Es sind jedoch Fälle dokumentiert, die die Vermutung untermauern, dass die bloße Ankündigung des Todes infolge einer als unheilbar definierten Krankheit tatsächlich zum Tod führen kann.

Der versprochene Tod – ein grausames Nocebo-Phänomen

Im September 2009 berichtete die US-amerikanische Zeitschrift »New Scientist« über einen interessanten Fall aus den 70er Jahren. Der Patient Sam Shoeman erhielt die Diagnose Leberkrebs im Endstadium. Man teilte ihm mit, dass er nur noch wenige Monate zu leben habe. Sam Shoeman starb – so wie seine Ärzte es ihm prophezeit hatten – innerhalb kürzester Zeit. Die anschließende Autopsie brachte jedoch ans Licht, dass die Mediziner einem Irrtum aufgesessen waren. Zwar hatte Sam Shoeman einen Tumor in der Leber. Allerdings war dieser deutlich kleiner als angenommen, und er war noch verkapselt, hatte also noch nicht in benachbartes Gewebe gestreut. An diesem Tumor hätte er folglich gar nicht sterben können. »Shoeman starb nicht am Krebs, er starb daran, zu glauben, dass er sterben werde«, lautete das Fazit von Dr. Clifton Meador, der an der Vanderbilt School of Medicine in Nashville in den USA das Nocebo-Phänomen erforscht. »Wenn man von allen so behandelt wird, als ob man bald sterben müsse, glaubt man das irgendwann. Alles im Leben dreht sich dann nur noch um das Sterben.«

Betrachtet man den Fall nüchtern, so läuft es darauf hinaus, dass der Mann zum Tod verurteilt wurde, und zwar durch die ziemlich präzise Prognose seiner Ärzte. Weil Shoeman auf das Urteil der Mediziner vertraut hat, hat er sein Sterben gewissermaßen vorweggenommen und offenkundig so stark verinnerlicht, dass er tatsächlich verschieden ist. Was diesem Mann geschehen ist, scheint auf den ersten Blick schwer fassbar zu sein. Tod einzig und allein aufgrund einer Aussage? Es ist nicht die Aussage an sich, sondern die Tatsache, dass der Patient die Prognose seiner Ärzte ernstgenommen und seine Erwartung darauf ausgerichtet hat, nämlich zu sterben. Was uns Mitteleuropäern fremd und unglaublich erscheint, wird in anderen Kulturkreisen als selbstverständlich angenommen.

Voodoo-Tod

1942 veröffentlichte der amerikanische Mediziner Walter B. Cannon einen Artikel im Journal »American Anthropologist« mit dem Titel »Voodoo Death« – auf Deutsch »Voodoo-Tod«. Cannon hat Beobachtungen von Anthropologen, die mit Ureinwohnern in verschiedenen Regionen der Welt zusammengelebt und deren Bräuche und Riten studiert haben, ausgewertet und versucht, das Phänomen des »magischen Todes« zu erklären. In seiner Übersichtsarbeit zitiert Cannon unterschiedlichste Fälle, bei denen Menschen durch schwarze Magie, durch Verwünschungen oder andere kultische Handlungen zu Tode gebracht wurden. So gibt er einen Bericht aus dem Jahr 1906 wieder, in dem ein gewisser Leonhard seine Beobachtungen mit Eingeborenen zusammenfasste, die am unteren Lauf des Flusses Niger in Afrika lebten. Er, Leonhard, habe mehr als einen alten Soldaten erlebt, der völlig gefasst ganz allmählich starb, nur weil er davon überzeugt war, verhext worden zu sein. Weder Nahrung noch Medizin vermochten seinen Zustand zu verbessern. Und nichts konnte das Schicksal von ihm abwenden, das er für unvermeidlich hielt. Auf die gleiche Weise und unter ähnlichen Umständen habe er andere Männer sterben sehen, nur weil sie davon überzeugt waren, sich in den Klauen böser Geister zu befinden.

Noch unglaublicher fallen die Schilderungen eines gewissen Merolla aus, der den Kongo im Jahr 1682 bereiste: Ein junger Mann übernachtete während einer Reise im Haus eines Freundes. Für das gemeinsame Frühstück hatte der Freund eine wilde Henne zubereitet. Nun war ein solches Essen für Jugendliche, die das Erwachsenenalter noch nicht erreicht hatten, mit einem Bann belegt. Der junge Mann fragte seinen Freund, ob es sich bei dem Mahl wirklich um eine wilde Henne handele. Als der verneinte, aß der junge Mann sein Frühstück und setzte seine Reise fort. Als die beiden sich Jahre später abermals über den Weg liefen, fragte der Freund seinen Gast von einst, ob er eine wilde Henne essen wolle. Der antwortete, dass ein Hexer ihm hoch und heilig auferlegt habe, diese Speise nicht zu essen. Darauf lachte der Freund und fragte ihn, warum er es denn ablehne, wo er doch vor Jahren bei ihm zu Hause schon einmal eine wilde Henne gegessen habe. Als der junge Mann das hörte, begann er vor Angst zu zittern, und in weniger als 24 Stunden war er tot.

In seinem Artikel geht Cannon auch auf Berichte aus Neuseeland ein, denen zufolge Menschen durch die Kräfte von Geistern zu Tode gekommen sein sollen. Einer Frau vom Volk der Maori wurde nach dem Verzehr einer Frucht mitgeteilt, das Obst stamme von einem Ort, der als »tapu« gilt, was man mit heilig oder unantastbar übersetzen könnte. Die Frau schrie, die Heiligkeit des Stammeshäuptlings sei durch ihr Tun entweiht worden und sein Geist werde sie töten. Am darauffolgenden Tag war sie tot. Für die Ureinwohner Neuseelands galt die Überschreitung eines »tapus« als etwas Unheilvolles. Wer ein tapu verletzte, zog einen fürchterlichen Fluch auf sich. Cannon zitiert den Autor des Berichts mit folgenden Worten: »Ich habe einen kräftigen jungen Mann sterben sehen, noch am selben Tag, an dem er seines Übertritts gewahr wurde. Wenn die Opfer eines solchen Fluchs sterben, ist es, als würde die Kraft aus ihrem Körper rinnen wie Wasser.«

Nun ist all diesen überlieferten Fällen gemein, dass sie sich innerhalb indigener Stammesgesellschaften zugetragen haben, deren Verhalten nicht zwingend auf der Basis rationaler Entscheidungen beruht, sondern vielmehr auf den Beobachtungen der Natur sowie auf dem Glauben oder Aberglauben an Geister und andere für uns Mitteleuropäer schwer nachvollziehbare Instanzen. Für unsere Betrachtungen spielt es keine Rolle, welchen Sinn oder Unsinn der Glaube an Hexerei und Voodoo hat. Wichtig ist vielmehr, dass alle Mitglieder solcher Stammesgesellschaften an den Zauber glauben, der etwa dem Tabu anhaftet. Das hat nämlich unter anderem zur Folge, dass nicht allein der Verfluchte Angst vor dem Bann hat, sondern dass alle Mitglieder der Gemeinschaft sich darüber einig sind, dass er verloren ist. Sie wenden sich von ihm ab, und er ist sich und seiner Angst überlassen. In dieser extremen Angst und den damit einhergehenden Stressreaktionen vermutet Cannon die Hauptursache für den sich einstellenden Tod. Der von Angst ausgelöste Alarmzustand führt dazu, dass der Sympathikus, der auch als Stressnerv bezeichnet wird, hyperaktiv ist. Wenn dieses System hochgefahren wird, sind wir im Kampf-und-Flucht-Modus. Der Sympathikus sorgt dafür, dass wir in lebenswichtigen Situationen in der Lage sind zu reagieren. Das Herz pumpt intensiver, der Blutdruck steigt an, die Leber setzt vermehrt Zucker frei, und die Nebennieren schütten jede Menge Stresshormone aus. Im Gegenzug werden alle Aktivitäten des Körpers »heruntergefahren«, die viel Energie verbrauchen, im Moment höchster Alarmbereitschaft jedoch verzichtbar sind, zum Beispiel Stoffwechselvorgänge. Nachdem der Sympathikus alle körperlichen Voraussetzungen dafür geschaffen hat, dass wir fliehen oder kämpfen können, die Muskeln ausreichend mit Zucker und Sauerstoff versorgt sind, passiert bei den zu Tode Verängstigten was? Genau! Nichts passiert. Sie rennen nicht davon und sie kämpfen auch nicht, sondern sitzen in ihrer Ecke und warten auf den Tod. Ihr Herz rast weiter, der Blutdruck steigt weiter an, und die Konzentration von Blutzucker nimmt zu. Wer schon vor der Verfluchung ein geschwächtes Herz hatte, ist der dauerhaften Höchstleistung möglicherweise nicht gewachsen. Die exorbitant erhöhte Ausschüttung von Stresshormonen kann den Herzmuskel so weit schädigen, dass er seinen Dienst versagt. Das Ergebnis ist ein plötzlicher Herztod.

Ein weiterer Erklärungsansatz beruht auf der Hoffnungslosigkeit, in der sich die zum Tod Verurteilten befinden. Sie fügen sich in ihr Schicksal und werden absolut willenlos, ähnlich einer Schockstarre. In diesem Zustand wird der Gegenspieler des Sympathikus hyperaktiv, der Parasympathikus. Dieser Nervenstrang ist unter anderem dafür zuständig, dass der Körper wieder zur Ruhe kommt und der Stoffwechsel effizient abläuft, der ja während der Phase der Anspannung weitestgehend eingestellt wurde. Plötzlich werden die Gefäße weit gestellt, damit sich der Blutdruck normalisiert, und die Herzaktivität deutlich zurückgeht. Diese Gegenreaktion, die Ent-spannung nach der An-spannung, kann so stark sein, dass das Blut in die weit gestellten Gefäße absackt und nicht mehr zum Herzen zurückgepumpt werden kann. Die Folge ist eine Unterversorgung des Herzens und des Gehirns und damit der Tod. Tierversuchen nach zu schließen, werden im Körper in so einer Situation sogar beide Reaktionen gleichzeitig ausgelöst – also eine extreme Sympathikus- und eine Parasympathikus-Aktivierung. Dass das im Körper zu massiven Dysregulationen führen kann, kann man sich gut vorstellen.

Unabhängig davon, was in letzter Instanz den Tod herbeiführt, finde ich es mehr als bedenklich, dass Menschen zu Tode kommen, weil sie eine extreme Angst vor dem »verordneten« Tod haben. Das sollte dem einen oder anderen Mediziner zu denken geben, der leichtfertig über den sicheren Tod seiner Patienten spricht und diese damit in Todesangst versetzt.

Bevor ich noch einmal auf Cannons Fallsammlung zu sprechen komme, möchte ich in Erinnerung rufen, welche Rolle Freunde und Familienangehörige spielen, die einem Krebspatienten oder einem anderen schwer Erkrankten zu verstehen geben, dass er bald nicht mehr unter ihnen weilen wird. Selbst wenn sie das nicht verbal tun, verleihen sie mit ihrem Verhalten der Überzeugung Ausdruck, dass es mit dem Kranken zu Ende geht. Auch wenn der Vergleich hinken mag: Wir sind soziale Wesen und wir sind abhängig von unserem Umfeld. Allein gegen die Überzeugung der Gemeinschaft anzukämpfen und mithin *anzuleben* ist vielleicht nicht unmöglich, aber schwierig und sehr anstrengend, zumal für schwerkranke Menschen. Vielleicht müssen noch einige Jahre ins Land gehen, vielleicht bedarf es auch stichhaltiger Beweise in Form von wissenschaftlichen Studien, bis sich etwas in den Köpfen und in den Herzen der Menschen regt und Kranke nicht mehr zum Sterben verurteilt werden, sondern in ihrem Bestreben, gesund zu werden und leben zu dürfen, unterstützt werden. Und wenn ich von Unterstützung spreche, meine ich nicht nur die medizinisch notwendigen und zur Verfügung stehenden Interventionen und Therapien, sondern ich spreche von Zuwendung, von mentaler und emotionaler Unterstützung.

Doch nun noch einmal zurück zu Cannons Ausführungen. Das Interessante an der von ihm zusammengetragenen Fallsammlung sind nicht allein die auf Flüche und Verwünschungen zurückgehenden Todesfälle, sondern auch die umgekehrten Fälle. Sobald ein Zauber gebannt scheint und die Verfluchten davon überzeugt sind, aus den Klauen der bösen Geister entkommen zu sein, erholen sie sich und werden wieder ganz die Alten.

Bezugnehmend auf die Schilderungen von Dr. S. M. Lambert vom Western Pacific Health Service der Rockefeller Foundation, der ebenfalls Zeuge mehrerer Todesfälle infolge extremer Angst wurde, zitiert Cannon folgende Episode: In einer Missionsstation im nördlichen Queensland, Australien, lebten viele Ureinwohner, die zum Christentum konvertiert waren. Am Rand der Mission siedelte jedoch eine Gruppe von Ureinwohnern, die nicht konvertiert waren, unter ihnen ein berühmter Medizinmann. Als Dr. S. M. Lambert die Station besuchte, fand er den Gehilfen des Missionars, einen Konvertiten namens Rob, in äußerst schlechter Verfassung vor. Der Missionar bat Dr. Lambert, Rob zu untersuchen. Doch die Untersuchung ergab keinerlei Anzeichen einer Erkrankung. Rob hatte weder Fieber noch Schmerzen oder andere Krankheitssymptome. Trotzdem war er unglaublich schwach und allem Anschein nach ernsthaft krank. Der Missionar erzählte Dr. Lambert, dass Rob offensichtlich vom Medizinmann verwünscht worden und davon überzeugt war, er müsse sterben. Daraufhin machten sich Dr. Lambert und der Missionar auf den Weg zum Medizinmann. Sie setzten ihm heftig zu und drohten ihm an, seine Essenszuteilung zu streichen und ihn mitsamt seinen Leuten aus der Mission zu verbannen, sollte Rob etwas zustoßen. Der Medizinmann willigte ein, Rob zu besuchen. Am Krankenlager lehnte er sich über den Gezeichneten und teilte ihm mit, dass es sich um ein Missverständnis handele, dass das Ganze nur ein Scherz gewesen sei und Rob nicht verflucht worden sei. Nachdem der Bann aufgehoben war, konnte Dr. Lambert sprichwörtlich zusehen, wie sich Rob erholte. Noch am selben Abend war er wieder im vollen Besitz seiner körperlichen Kräfte und nahm seine Arbeit auf.

Was war passiert? Robs Überzeugung, sterben zu müssen, ließ seine Lebensgeister weichen. Erst nachdem der Medizinmann ihn davon überzeugt hatte, dass er sich keine Sorgen machen müsse, schöpfte Rob wieder Hoffnung und wurde gesund. Dieses Beispiel zeigt, welche Kräfte negative wie auch positive Erwartungen entfesseln können. Der Mann hat innerhalb kürzester Zeit die Auswirkungen des Nocebo- wie auch des Placebo-Effektes in genau dieser Reihenfolge durchlebt.

Ähnlich erging es auch einem jungen Mann unserer Tage. Der 26-jährige Derek Adams nahm an einer Studie teil, bei der ein neues Antidepressivum getestet werden sollte. Nachdem seine Freundin ihn verlassen hatte, wollte er sich vor lauter Liebeskummer das Leben nehmen. Er schluckte alle Tabletten, die noch in der Schachtel waren und die er für Antidepressiva hielt, auf einmal. Daraufhin wurde er mit schweren Kreislaufproblemen in die Notaufnahme eines Krankenhauses gebracht. Aber keine der Notfallmaßnahmen schlug an. Sein Zustand verschlechterte sich zusehends. Erst nachdem die Ärzte festgestellt hatten, dass Adams der Kontrollgruppe angehörte und daher ein wirkstoffloses Medikament – ein Placebo – und nicht das zu testende Antidepressivum geschluckt hatte, nahm sein hoffnungsloser Fall eine positive Wende. Als der junge Mann von seinem misslichen Irrtum erfuhr, erholte er sich. Auch Derek Adams entwickelte die besorgniserregenden Symptome einzig und allein aufgrund seiner Vorstellung, er habe eine Überdosis von einem starken Medikament eingenommen, das seinem Leben ein Ende setzen werde. Der junge Mann saß einem Nocebo-Effekt auf, an dem er hätte zugrunde gehen können, hätten die Ärzte den Irrtum nicht aufgedeckt.

Bevor ich auf weitere Auswüchse dieses Phänomens eingehe, ist es an der Zeit, ein paar Begrifflichkeiten zu klären. Der Titel dieses Buches verspricht ja Einblicke in das Prinzip Placebo. Und vielleicht fragen Sie sich allmählich, wann ich auf dieses Prinzip zu sprechen komme. So viel vorweg: Wir sind schon mitten drin. Nur dass ich die dunkle Seite dieses Prinzips zuerst thematisiere. Schließlich habe auch ich zunächst die Konsequenzen negativer Erwartungen zu spüren bekommen, bevor mir die Vorzüge positiver Erwartungen und der damit einhergehenden Placebo-Effekte bewusst wurden. Abgesehen davon, lassen sich Nocebo- und Placebo-Phänomene in der wissenschaftlichen Betrachtung ganz wunderbar trennen. Doch im richtigen Leben liegen sie oft dicht an dicht, wie die Geschichten von Derek Adams und die des Missionshelfers Rob zeigen. Da kann schon eine flapsige Bemerkung die Waagschale nach unten drücken, während eine aufmunternde Geste sie nach oben ziehen kann.

Placebo –
Nocebo –
ist was?

Placebos haben ein ähnliches Schicksal wie Meilensteine und Quantensprünge. Jeder hat seine ganz private Vorstellung davon, was unter dem jeweiligen Begriff zu verstehen ist, und fabuliert munter drauflos. Während beim Quantensprung gern in ganz großen Dimensionen gedacht wird und die Bewegung eines klitzekleinen Elektrons von einer Elektronenschale zur nächsthöheren oder niederen zum Superlativ aller Superlative aufgeblasen wird, denken die meisten Menschen bei Placebo-Phänomenen viel zu klein. Bei allem, was man gemeinhin mit Placebos und dem Placebo-Effekt verbindet, ist garantiert eine Negation im Spiel:

»Da wirkt nichts«, »Das bildet man sich nur ein« oder »Das ist doch nur eine leere Zuckerpille« sind geläufige Kommentare. Als ich vor Jahren einen TV-Beitrag über Placebo-Phänomene machte, fragte ich Patienten einer Münchner Klinik, was sie unter Placebos verstünden. »Das bildet man sich nur ein, dabei ist überhaupt nichts da, was wirken kann«, ließ ein junger Mann mich wissen, während eine Dame ihre Sichtweise folgendermaßen auf den Punkt brachte: »Das ist ein leeres Guddi.« Ein Guddi ist ein Bonbon. Damit kam sie der bunten Zuckerpille, die als Synonym für Placebos gilt, verdächtig nahe. Nun werden Sie möglicherweise sagen: »Na, dann stimmt es doch, dass nix dran ist an diesen Placebos.« Jein! Ein Placebo ist tatsächlich eine leere Zuckerpille, aber die Effekte, die mit solchen Zuckerpillen einhergehen, haben es in sich; das kann ich Ihnen sagen.

Das Placebo

Ein Placebo ist ein wirkstoffloses Scheinmedikament. Es wird im Rahmen von vergleichenden Studien eingesetzt. Angenommen, ein neues Mittel gegen Migräne soll getestet werden. Dann erhält eine Gruppe das zu testende Medikament, das einen spezifischen Wirkstoff zur Linderung beziehungsweise Bekämpfung der Migränebeschwerden enthält – sagen wir in Form einer roten Pille. Dieses Arzneimittel wird auch als Verum bezeichnet. Die Kontrollgruppe bekommt ebenfalls rote Pillen verabreicht. Allerdings enthalten diese Tabletten keinen Wirkstoff, der Migränesymptome zu lindern oder abzustellen vermag. Diese in der Tat »leere« Pille ist dann ein Placebo, auch Scheinmedikament genannt. Die Studienteilnehmer wissen jedoch nicht, ob sie das echte oder das Placebo-Medikament einnehmen. Um sicherzustellen, dass alle Studienteilnehmer fest daran glauben, das wirkstoffhaltige Arzneimittel zu bekommen, werden sie von den betreuenden Prüfärzten so behandelt, als würde man ihnen das echte Medikament verabreichen. In so einem Fall spricht man von einer einfach verblindeten Studie. Dann gibt es noch die doppelt verblindeten Studien.

Und da weiß keiner mehr, wer was bekommen hat. Die Patienten beziehungsweise Studienteilnehmer werden nach dem Zufallsprinzip in Gruppen aufgeteilt. Je nachdem, ob sie der Verum-Gruppe oder der Placebo-Gruppe zugewiesen wurden, erhalten sie entweder das echte Migränemittel oder das Scheinmedikament. Die Ärzte, die die Probanden betreuen, ihnen Blut abnehmen, verschiedene Tests durchführen und sie nach ihrem Befinden befragen, wissen allerdings auch nicht, wer die echten und wer die leeren Pillen bekommen hat. Und das hat seinen guten

Grund. Wüssten sie nämlich, dass ein Patient ein Placebo erhalten hat, bestünde rein theoretisch die Gefahr, dass Ärzte mit ihrer Fürsorge und Aufmerksamkeit etwas sparsamer umgehen, als sie das bei einem Patienten tun würden, von dem sie wissen, dass er das echte Medikament erhalten hat. Schließlich geht es ja darum, herauszufinden, wie gut das neue Migränemittel wirkt. Natürlich gibt es bei dem ganzen Procedere auch Wissenschaftler im Hintergrund, die den Überblick behalten und genau wissen, welche Studienteilnehmer zur Verum- und welche zur Placebo-Gruppe gehören. Am Ende müssen die Ergebnisse ja der richtigen Gruppe zugeordnet werden können.

Solche doppelt verblindeten, placebokontrollierten Studien gelten als Goldstandard in der medizinischen Forschung. Dass Placebos einen so schlechten Ruf in der Öffentlichkeit, vor allem aber in der Ärzteschaft haben, liegt möglicherweise daran, dass sie keinen Wirkstoff enthalten und man ihnen daher keinen Wert beimisst. Es wäre jedoch auch denkbar, dass ihr schlechter Ruf daher rührt, dass sie die Pharmahersteller regelmäßig verärgern. Denn dummerweise scheitert die Zulassung eines neuen Medikaments nicht selten daran, dass auch die Teilnehmer der Placebo-Gruppe über eine Verbesserung ihrer Symptome berichten, dass sich ihre Blutwerte verbessern und sogar mit Hilfe bildgebender Verfahren nachgewiesen werden kann, dass Placebos eine Wirkung zeigen. Es gibt sogar Studien, die zu dem Ergebnis kommen, dass Placebos genauso gut helfen wie echte Medikamente. Tja, da ist es durchaus verständlich, wenn die eher stiefmütterlich behandelten Scheinmedikamente auf die Stimmung der forschenden Arzneimittelhersteller schlagen.

Der Placebo-Effekt

Unter dem Placebo-Effekt werden körperliche wie auch psychische Reaktionen von Patienten verstanden, die ihre Situation deutlich verbessern und die nicht auf einen spezifischen Wirkstoff eines Medikaments – wie im Fall der angenommenen Medikamentenstudie zur Linderung von Migränebeschwerden – zurückgeführt werden können. Im Klartext heißt das, wenn ich eine rote Zuckerpille gegen Migränebeschwerden schlucke und meine Migränebeschwerden tatsächlich abklingen, dann ist das vermutlich dem Placebo-Effekt zuzuschreiben.

Dieser Effekt beschränkt sich jedoch nicht allein auf Scheinmedikationen. Auch Placebo-Behandlungen – etwa vorgetäuschte chirurgische Eingriffe oder Scheinakupunkturen – können solche Effekte hervorbringen. So konnte der amerikanische Orthopäde Bruce Moseley zeigen, dass nur zum Schein durchgeführte Operationen am Knie den gleichen Heileffekt mit sich brachten wie ein tatsächlicher Eingriff. Die Arthroskopie galt lange Zeit als Standardtherapie zur Behandlung von Kniegelenksarthrosen. Bei dieser degenerativen Erkrankung hat sich die Knorpelschicht im Gelenk abgenutzt und ist nicht mehr beziehungsweise nur mehr unzureichend in der Lage, Stöße und Erschütterung infolge ganz normaler Bewegungen abzufangen. Die Betroffenen leiden oft unter unsäglichen Schmerzen, etwa beim Treppensteigen oder nach längeren Fußmärschen. Bei der Arthroskopie des Kniegelenks werden unter anderem verletzte und abgenutzte Gewebestrukturen abgetragen. Zusätzlich wird das Gelenk mit Kochsalzlösung ausgespült, um Gewebereste zu beseitigen und Infektionen zu vermeiden. Der Eingriff als solcher gilt als minimalinvasiv. Wenige Schnitte in die Haut reichen dem Operateur, um die notwendigen Instrumente in das Gelenk einzubringen. Nun wollte Bruce Moseley wissen, ob die Linderung der Beschwerden, die sich in aller Regel nach einer solchen Arthroskopie einstellt, einzig und allein auf die Operation zurückzuführen ist oder ob nicht auch der Placebo-Effekt im Spiel sein könne. Für seinen Versuch teilte er 180 Patienten mit Kniegelenksarthrose in drei Gruppen ein, und zwar nach dem Zufallsprinzip. Zwei Gruppen wurden nach allen Regeln der Kunst arthroskopiert – bei der einen wurde das Gelenk gespült, bei der anderen wurden zusätzlich Knorpelunregelmäßigkeiten abgetragen.

Der dritten Gruppe wurde lediglich vorgegaukelt, am Knie operiert zu werden. Moseley ritzte auch ihre Haut ein, was den Anschein eines Eingriffs anschaulich und vor allem dramatisch untermauerte. Er und seine Kollegen hantierten am Bein der Probanden herum, und zwar so, als würden sie tatsächlich das Gelenk glätten und säubern. Dazu täuschten sie Spülgeräusche vor, so dass die Patienten, deren Kopf sich hinter einem Vorhang befand, annehmen mussten, ihr Gelenk werde behandelt.

Als die zum Schein am Knie Operierten aus der Narkose aufwachten, fanden sie sich in dem gleichen Zustand wieder wie die tatsächlich Arthroskopierten und – und das ist der entscheidende Aspekt – waren offenkundig davon überzeugt, operiert worden zu sein. Zwar konnten sie nicht wissen, welcher Studiengruppe sie zugeteilt worden waren. Aber weil alles so verdammt echt abgelaufen war, gingen sie davon aus, zur Gruppe der Operierten zu gehören. Auch im Nachgang der Scheinbehandlung wurden sie durch die Fürsorge des Pflegepersonals in ihrer Annahme bestätigt, gerade eine Knie-OP hinter sich gebracht zu haben. Zwei Jahre später, nachdem die Heilungsphase naturgemäß abgeschlossen sein sollte, wurden alle Patienten zu ihrem Befinden befragt.

Die zum Schein operierten Patienten berichteten über denselben Schmerzrückgang wie diejenigen, bei denen das Kniegelenk tatsächlich arthroskopiert worden war. Moseley schloss daraus, dass die verbesserte Situation und die offenkundige Beschwerdefreiheit auf den Placebo-Effekt zurückzuführen sein müssen.

Was war passiert? Der täuschend echt anmutende Ablauf vor, während und nach der Schein-Arthroskopie hat die Patienten in den Glauben versetzt, operiert worden zu sein.

Eine Operation ist grundsätzlich mit einer nicht unerheblichen Erwartung verbunden. Jeder, der sich in die Hände und unter das Messer eines Chirurgen begibt, tut das im Wesentlichen aus zwei Gründen. Der wichtigste Grund für eine solche Entscheidung dürfte wohl der Leidensdruck sein. Wer je Probleme mit dem Knie hatte und wem vor jeder Treppenstufe grauste, weiß, wie sehr man sich nach Erlösung sehnt. Wenn Schmerzen unerträglich werden und eine Operation Linderung oder gar Befreiung von der Pein verspricht, dann sehnt man den Tag der OP herbei. Und da wären wir schon beim zweiten Grund, nämlich der Erwartungshaltung. Das Versprechen des Arztes, dass man nach dem Eingriff wieder ganz der Alte sein werde und Treppen keine Bedrohung mehr darstellen werden, lässt einen natürlicherweise glauben, die OP werde die Lösung aller Probleme sein. In diesem Glauben begibt man sich ins Krankenhaus und lässt den Operateur walten. Das Beispiel der zum Schein durchgeführten Arthroskopie zeigt, dass es eben nicht der Eingriff als solcher war, der zur Linderung der Kniebeschwerden führte, sondern die Erwartung, die die Patienten mit der OP verbanden.

Die Placebo-Forschung spricht von unspezifischen psychologischen Faktoren, die sich zunächst im Kopf der Patienten abspielen. Herauszufinden, welche konkreten Auswirkungen diese psychologischen Faktoren auf das körperliche Geschehen haben, ist Gegenstand der aktuellen Placebo-Forschung. Skeptiker könnten nämlich in Beurteilung des Moseleyschen Experimentes argwöhnen, die vom Knieschmerz Befreiten hätten sich ihre verbesserte Lage nur eingebildet. Das könnte man freilich annehmen, wäre die Forschung nicht mittlerweile so weit, auch den letzten Zweiflern schwarz auf weiß vor Augen zu führen, dass Placebo-Effekte eben nicht das Ergebnis ausufernder Phantasien sind. Mit Hilfe bildgebender Verfahren können die tatsächlichen physiologischen und biochemischen Veränderungen im Körper von Testpersonen sichtbar gemacht werden. So wurde beispielsweise nachgewiesen, dass die subjektiv wahrgenommene Schmerzreduktion mit der Ausschüttung körpereigener Opioide einhergeht. Dazu ein Beispiel aus der Forschung.

Am Hamburger Universitätsklinikum haben Wissenschaftler unter der Leitung von Prof. Dr. Christian Büchel eindrucksvoll gezeigt, inwiefern ein Scheinmedikament, das zur Reduzierung von Schmerzen verabreicht wird, die Schmerzverarbeitung im Gehirn beeinflusst. Neunzehn Studenten wurde eine Salbe auf den Handrücken aufgetragen, die angeblich stark schmerzlindernd wirkte. Die Salbe enthielt jedoch keinen Wirkstoff, war also reinste Placebo-Arznei. Nun wurde den Studenten mit Hilfe eines Lasers ein geringfügiger Schmerz am Handrücken zugefügt. Dann gaben die Probanden zu Protokoll, in welchem Ausmaß die Salbe ihren Schmerz zu lindern vermochte. Während der ganzen Prozedur wurde das Gehirn der Studenten mit Hilfe der funktionellen Kernspintomographie durchleuchtet. Die von den Studenten subjektiv wahrgenommene Schmerzreduktion konnte durch die objektiven Änderungen in den Kernspinaufnahmen bestätigt werden. So beobachteten die Forscher erhöhte Aktivitäten in jenen Hirnarealen, die einen Einfluss auf die Schmerzwahrnehmung haben, weil sie beispielsweise schmerzhemmende Endorphine ausschütten.

Welche Rolle das körpereigene Opioidsystem im Zusammenhang mit einer reduzierten Schmerzwahrnehmung im Sinne eines Placebo-Effekts spielt, werden wir noch an einer Reihe weiterer Beispiele und vor allem aktueller Forschungsergebnisse sehen. An dieser Stelle ging es mir zunächst darum, deutlich zu machen, dass Placebo-Effekte keine eingebildeten, sondern ganz real ablaufende Veränderungen sind, die im Gehirn nachgewiesen werden können.

Die Placebo-Analgesie

Placebo-Effekte im Zusammenhang mit Schmerzreduktionen beziehungsweise kompletter Befreiung vom Schmerzgeschehen sind die bislang am besten erforschten Placebo-Phänomene. In Fachkreisen spricht man von einer Placebo-Analgesie, wenn Patienten nach einer Scheinbehandlung oder nach der Gabe eines Placebo-Medikaments eine Schmerzreduktion erfahren. Analgesie kommt aus dem Griechischen und heißt so viel wie Schmerzstillung. Nun ist der Effekt – die Wissenschaft spricht in diesem Zusammenhang von Effektstärke – einer vorsätzlichen Placebo-Behandlung im Zuge experimenteller Placebo-Forschungsprojekte, sei sie nun medikamentös oder wie im Fall der vorgetäuschten Knieoperation invasiv, offenbar deutlich stärker als die im Rahmen von placebokontrollierten Studien ermittelten Placebo-Effekte. Für den Fall, dass die vielen Placebos Verwirrung stiften, jetzt noch einmal ganz langsam:

Wenn Placebo-Forscher Testpersonen mit einem Scheinmedikament behandeln, um die Wirkmechanismen des Placebo-Effekts zu ergründen, kommt für die Testperson in puncto Schmerzlinderung mehr heraus, als wenn das Scheinmedikament lediglich zur Kontrolle im Rahmen einer klinischen Studie verabreicht wird, um die Wirkung des Placebos mit der des Verums (echtes Medikament) vergleichen zu können. Ich fand das schon erstaunlich und fragte mich, worauf dieser Unterschied zurückzuführen ist. Spontan tippte ich darauf, den Testpersonen werde mehr Aufmerksamkeit zuteil und das Potential positiver Suggestionen bei experimentellen Placebo-Studien werde stärker genutzt als bei placebokontrollierten Studien. Aber bevor ich mich in weiteren Spekulationen erging, fragte ich lieber eine Frau vom Fach, und zwar Karin Meissner:

»Zum einen wird in solchen experimentellen Studien darauf geachtet, Placebo-Effekte zu maximieren – zum Beispiel durch optimale verbale Suggestionen im Hinblick auf die zu erwartende Wirkung des Medikaments. In klinischen Studien hingegen wird dies nicht versucht, da man ja an der spezifischen Wirkung des Medikaments interessiert ist. Auch darf man nicht vergessen, dass in den experimentellen Studien in der Regel gesunde Probanden untersucht werden, denen künstlich kurze Schmerzreize appliziert werden, um sie dann mit Placebo zu behandeln. Die Schmerzen von Patienten hingegen sind häufig von längerer Dauer und somit schwieriger zu behandeln. Auch emotionale Faktoren, wie Angst vor Schmerzen und frühere Erfahrungen mit Therapien, kommen hier vermutlich stärker zum Tragen.«

Placebo-Forscher wie Karin Meissner setzen offenkundig bewusst auf die psychologische Beeinflussbarkeit des Menschen, wenn sie herausfinden wollen, was dem Placebo-Effekt zugrunde liegt. Dass die Schmerzwahrnehmung manipulierbar ist, dürfte jeder schon am eigenen Leib erfahren haben. Allein eine Ablenkung reicht aus, um Schmerzen als weniger schlimm zu erfahren. Nun ist die Schmerzwahrnehmung individuell sehr verschieden. Die berühmte ›Schmerzgrenze‹ fällt nicht nur von Mensch zu Mensch unterschiedlich aus, sondern sie hat auch für den Einzelnen eine bestimmte Bandbreite. So kann der jeweilige Gemütszustand, ob man gerade heiter und gelassen oder eher trübsinnig und niedergeschlagen ist, mit darüber entscheiden, wie stark man beispielsweise Zahnschmerzen empfindet. Fest steht, je mehr man sich auf das Pochen im Kiefer konzentriert, desto unbarmherziger wird der Schmerz. Schaut man sich hingegen einen lustigen Film an und kriegt sich gar nicht mehr ein vor lauter Lachen, ist das Zahnweh nur noch halb so schlimm, aus dem einfachen Grund, weil man sich nicht mehr mit dem Schmerz beschäftigt.

Die Entzündung der Zahnwurzel, die den Schmerz verursacht hat, ist nach wie vor in vollem Gang. Aber weil man mit seiner Aufmerksamkeit bei dem Komiker-Duo ist, das einen Slapstick nach dem anderen abliefert, nimmt man den Schmerz kaum noch wahr. Dass bei so viel Vergnügen möglicherweise Endorphine und andere körpereigene Botenstoffe ausgeschüttet werden, die die Schmerzwahrnehmung drosseln, könnte eine weiterführende Erklärung sein. Dieses simple Beispiel zeigt schon, an wie vielen Schrauben man drehen könnte, um Schmerzen erträglicher zu machen oder sie ganz auszuschalten.

Und weil nun einmal jeder bisweilen Schmerzen erleidet, widme ich dieser universellen Wahrnehmung ein eigenes Kapitel. Per se ist es nicht schlecht, Schmerzen zu erdulden, denn akute Schmerzen haben eine Warnfunktion, um etwa auf eine Verletzung hinzuweisen, die man ohne Schmerzwahrnehmung leicht übersehen und die im schlimmsten Fall eine Blutvergiftung oder andere Komplikationen nach sich ziehen könnte.

Die Placebo-Forschung hat interessante Belege dafür gefunden, welchen Einfluss etwa Suggestionen auf das Schmerzgeschehen nehmen können. Allerdings funktionieren Suggestionen in beide Richtungen. Positiv formuliert können sie schmerzlindernd wirken. Negativ formuliert können sie Schmerzen verstärken und damit einen Nocebo-Effekt hervorrufen.

Der Nocebo-Effekt

Wenn Patienten über die Zunahme ihrer Beschwerden klagen, ohne dass es dafür einen aus medizinischer Sicht plausiblen Anhaltspunkt gibt, ist häufig der Nocebo-Effekt im Spiel. Ursächlich sind auch hier Erwartungen. Anders als beim Placebo-Effekt sind die Erwartungen jedoch negativ. Daher wird der Nocebo-Effekt auch als der ›böse Zwilling‹ des Placebo-Effekts bezeichnet. Bezugnehmend auf den Einsatz von Scheinmedikamenten im Rahmen kontrollierter Studien, spricht man von einem Nocebo-Effekt, wenn ein wirkstoffloses Medikament Symptome in Form von Nebenwirkungen hervorruft beziehungsweise die bestehenden Beschwerden verstärkt werden.

Konkret könnte das im angenommen Fall der Medikamentenstudie zur Überprüfung eines neuen Migränemedikaments wie folgt aussehen: Die Personen der Kontrollgruppe, die das Scheinmedikament – das Placebo – verordnet bekommen, reagieren beispielsweise mit Übelkeit. Da die Pillen keinen pharmakologisch relevanten Wirkstoff enthalten, scheiden sie schon mal als Übeltäter aus. Doch wer oder was verursacht dann die Übelkeit? Möglicherweise hat das Aufklärungsgespräch, das der zuständige Arzt mit den Studienteilnehmern vor Einnahme des Scheinmedikaments geführt hat, dazu beigetragen. Angenommen, die Probanden wurden davon in Kenntnis gesetzt, dass das neu zu testende Migränemittel zu leichter bis mittelschwerer Übelkeit führen kann, ist es durchaus denkbar, dass einige Studienteilnehmer mit Übelkeit reagieren.

Entwickeln Probanden Nebenwirkungen, die einzig und allein durch ihre Erwartung hervorgerufen werden, wird aus dem Placebo schnell ein Nocebo. Solche unerwünschten Nocebo-Effekte führen unter anderem dazu, dass Patienten die Teilnahme an einer placebokontrollierten Medikamenten-Studie abbrechen. Wer sich als Patient dazu bereit erklärt, an einer Studie teilzunehmen, tut dies in aller Regel, weil er darin eine Chance sieht, seine gesundheitlichen Probleme gelöst zu bekommen.

Führt das Ganze jedoch dazu, dass – wir bleiben beim Beispiel der Migräne – sich die Beschwerden verschlechtern oder zusätzliche Symptome wie Übelkeit hinzukommen, ist es nachvollziehbar, wenn solche Menschen »aussteigen«, bevor es noch schlimmer kommt. Für Wissenschaftler, die Arzneimittelstudien betreuen, ist der Nocebo-Effekt eine Störquelle, die ihre Arbeit erschwert, und zwar nicht nur, weil Probanden die Studie abbrechen. Wenn ein Migränepatient aus der Verum-Gruppe, der das zu testende Medikament bekommen hat, angibt, seine Kopfschmerzen hätten nach Einnahme des Mittels zugenommen, stehen die Forscher vor einem Dilemma. Eigentlich sollte das neue Mittel die Kopfschmerzen ja beheben oder zumindest lindern, aber auf keinen Fall verstärken.

Auf die Idee, dass der Studienteilnehmer sich in seiner Rolle als Versuchsperson von Anfang an nicht wohl gefühlt haben könnte, kommen die Studienärzte möglicherweise nicht. Dass der betreuende Wissenschaftler unterkühlt auftritt und den Migränepatienten kaum ansieht, wenn er mit ihm spricht, was das Unbehagen des Patienten, der sich ohnehin in der Rolle der Laborratte wähnt, zusätzlich verstärkt, wird ebenfalls nicht in Betracht gezogen. Möglicherweise wurden die Fragen und Bedenken des Probanden nicht ernstgenommen. Vielleicht wurde das Medikament nicht mit der notwendigen Zuwendung, sondern eher nachlässig verabreicht. Was auch immer schiefgelaufen sein mag: Wenn ein Migränepatient, der sich in einer solchen Studie nicht gut aufgehoben und vielleicht sogar unter Druck gesetzt fühlt, mit einer Symptomverschlimmerung reagiert, ist dies durchaus nachvollziehbar.

Kopfschmerzen, insbesondere Migränekopfschmerzen, können unter anderem durch Stress hervorgerufen und verstärkt werden. Dieses hypothetische Szenario, in das besagter Studienteilnehmer geraten könnte, ist eine extrem stressauslösende Situation, hervorgerufen durch die Unachtsamkeit der betreuenden Mediziner. Nun habe ich das Beispiel der Migränestudie frei erfunden. Vermutlich gibt und gab es zahlreiche solcher Studien. Schließlich mussten alle auf dem Markt befindlichen Migränepräparate irgendwann einmal eine klinische Testphase durchlaufen. Ich habe dieses Beispiel gewählt, um die Funktion von Placebos und die damit einhergehenden Effekte sowohl in positiver als auch in negativer Hinsicht anschaulich erklären zu können.

In Vorbereitung auf dieses Buch habe ich mit Patienten gesprochen, die tatsächlich an klinischen Studien zur Wirksamkeitsprüfung neuer Medikamente teilgenommen haben. Und es hat mich entsetzt, mit welcher Kälte und Unverfrorenheit manche Wissenschaftler schwerkranken Menschen begegnen, die ihre ganze Hoffnung in sie setzen.

Die Mutter einer jungen, an Morbus Bechterew erkrankten Frau erzählte mir, wie man ihre Tochter behandelte hat. Bei dieser Autoimmunerkrankung kommt es aufgrund chronischer Entzündungen zur allmählichen Versteifung der Gelenke, die mit unerträglichen Schmerzen einhergehen kann. Die junge Frau nahm also an einer Studie teil, bei der ein Medikament zur Schmerzreduktion getestet werden sollte. Während einer Kontrolluntersuchung wertete der zuständige Rheumatologe die MRT-Bilder aus und murmelte vor sich hin: »Das ist ja noch viel schlimmer als beim letzten Mal ...« Daraufhin schossen der Patientin Tränen in die Augen. Anstatt sie aufzuklären und die Bilder in Ruhe mit ihr zu besprechen, herrschte der Mediziner die ohnehin Verängstigte an, sie solle gefälligst nicht rumheulen und so ein Theater aufführen. Auf ihre Frage, ob sie denn je ein Kind haben könne, antwortete der Wissenschaftler: »Darüber würde ich mir an Ihrer Stelle die wenigsten Gedanken machen. Sie haben ganz andere Probleme.« Und als wäre das nicht schon niederschmetternd genug, setzte er noch hinzu: »Ich habe einen jungen Mann Ihres Alters in Behandlung, der schon seine zweite künstliche Hüfte hat. Da können Sie sich noch glücklich schätzen in Ihrem Zustand.«

Besagter Rheumatologe gilt als Koryphäe seines Fachgebiets, und wenn ich die Schilderungen der Mutter richtig verstanden habe, scheint er sich seiner Stellung nicht nur bewusst zu sein, sondern sie auch zu missbrauchen. Er fragte sie nämlich ganz beiläufig, ob sie sich darüber im Klaren sei, wie teuer das Medikament ist, das ihre Tochter als Teilnehmerin der Studie bekomme. Medikamente, die noch nicht zugelassen sind, dürfen nur im Rahmen von klinischen Studien an Patienten verabreicht werden. Der Arzt gab also einer Mutter, die in ständiger Sorge um ihr Kind lebt, zu verstehen, sie habe es ihm zu verdanken, dass ihre Tochter schmerzfrei sei. Was für ein Frevel! Mittlerweile lässt die Frau ihre Tochter nicht mehr allein zu diesem Arzt gehen.

Ähnliches berichteten Krebspatienten, die an Studien zur Überprüfung neuer Zytostatika teilnahmen. Eine junge Frau, die an Schilddrüsenkrebs erkrankt war, der schon gestreut hatte, erzählte, man habe sie sich selbst überlassen mit ihren Fragen, ihren Problemen und mit ihren Nebenwirkungen. Sie lebte seinerzeit allein und hatte niemanden, der sie versorgte. Das Klinikpersonal kümmerte sich weder darum, wie sie nach den Infusionen nach Hause kam, noch darum, wie sie zum nächsten Termin in die Klinik kam. Die Frau war zum Teil so geschwächt, dass sie ganze Tage im Bett verbrachte. Als sich Nebenwirkungen des Medikaments einstellten – ihr fielen die Haare aus, die Fingernägel, und an den Handflächen löste sich die Haut –, lag sie allein zu Hause. Eine Nachbarin half ihr zumindest mit den nötigsten Besorgungen, aber sonst war sie auf sich gestellt. Während der Untersuchungen, zu denen sie sich im Klinikum einfinden musste, hatte niemand Zeit und auch keine Ohren für die Frau. Sie hatte das Gefühl, einfach nur durch diese Studie geschleust zu werden. Und sie hatte nicht den Eindruck, dass irgendjemandem daran gelegen war, sie von diesem neuen Medikament profitieren zu lassen. »Ich glaube, die wollten einfach nur wissen, wie ich darauf reagiere und was es mit mir macht. An eine Heilung hat da niemand mehr gedacht.«

Wenn Patienten das Gefühl vermittelt wird, sie seien lediglich Mittel zum Zweck, weiß ich nicht, welche Ergebnisse sich die verantwortlichen Studienleiter von solchen Behandlungen erhoffen. Nun sind das ausgesprochen traurige Fälle, die sicher nicht den Standard der hiesigen Studienbetreuung abbilden. Aber auch weniger rücksichtslose Bemerkungen und unachtsame Gesten können dazu führen, dass sich Studienteilnehmer nicht gut aufgehoben fühlen und die Wirkung des zu testenden Medikaments torpediert wird.

Placebo-Forscher wissen um die Wirkung von Negativsuggestionen und versuchen durch Aufklärung unerwünschte Nebenwirkungen von Medikamenten zu minimieren. Vermutlich wurde die Rolle des Nocebo-Effekts in der Therapie lange unterschätzt. Auch die Wirksamkeit eines Medikaments hängt von den Rahmenbedingungen ab, Wissenschaftler sprechen vom therapeutischen Setting. So kann die pharmakologische Wirkung durch einen Placebo-Effekt verstärkt werden. Wird dem Patienten jedoch suggeriert, eine Therapie wirke nicht, kann das sogar die Wirkung hochpotenter Medikamente torpedieren – was in Tests mit Schmerzmitteln gezeigt werden konnte.

Eine vermutlich entscheidende Rolle kommt in diesem Zusammenhang dem Verhältnis zwischen Arzt und Patient zu. Vertrauen in das fachliche Wissen und Können des Arztes wie auch in seine menschliche Integrität können bei Patienten positive Gefühle und Erwartungen auslösen und so die Heilwirkung eines Medikaments verstärken.

Wenn Patienten jedoch vermittelt wird, die Arznei bringe in ihrem Fall ohnehin nichts mehr, wird die pharmakologische Wirkung möglicherweise zunichtegemacht. Einem Krebspatienten, dem – sei es nun mit konkreten Worten oder durch die Art des Umgangs – gesagt wird: »Sie sind ein hoffnungsloser Fall. Bei Ihnen hilft ohnehin nichts mehr«, dem wird die Chemotherapie, der er sich unterziehen will, vermutlich wirklich nicht helfen. Eine Dame, die genau das von ihrem Onkologen gesagt bekam, war so schlagfertig, ihm zu entgegnen: »Wenn es mir ohnehin nichts mehr bringt, warum wollen Sie mich dann überhaupt noch behandeln?«

Nocebo-Effekte sind jedoch nicht zwingend fremdverursacht durch Ärzte und medizinisches Personal, sondern oft genug ›hausgemacht‹. Ich habe zu Beginn dieses Buches meine eigenen Erfahrungen mit ›eingebildeten‹ und ›eingeredeten‹ Krankheiten geschildert und will eine weitere Anekdote zum Besten geben.

Ein langjähriger Freund war irgendwann zu der Überzeugung gelangt, der Konsum von rotem Fleisch sei nicht gut für ihn. Ihm war zu Ohren gekommen, rotes Fleisch erhöhe das Darmkrebsrisiko deutlich und ziehe eine ganze Reihe weiterer Gesundheitsprobleme nach sich. Ob dem so ist oder nicht, soll hier keine Rolle spielen. Wichtig ist, dass mein Freund sich davon beeindrucken ließ. Nun kann man sich auch fleischlos ernähren oder – wenn rotes Fleisch vom Speisenplan gestrichen ist – auf Geflügel beschränken. Mein Freund, der bis dahin für sein Leben gern Fleisch gegessen hatte, am liebsten Lamm vom Grill, fügte sich in sein rotfleischloses Schicksal.

Doch wann immer wir zusammen essen gingen, lief ihm beim Studium der Speisekarte das Wasser im Mund zusammen, sobald seine Augen auf Lammkoteletts stießen. Der Mann geriet in schlimmste Gewissenskonflikte und blätterte die Speisekarte noch einige Male von vorn bis hinten und umgekehrt durch. Er rang mit sich und seiner Lust auf rote, blutige Lammkoteletts. Das Schauspiel endete jedes Mal auf die gleiche Weise: Nach langem hin und her bestellte er endlich sein Lamm und verspeiste es mit dem größten Vergnügen. Aber es dauerte keine halbe Stunde, bis er über Bauchweh und Übelkeit klagte. Und er wusste noch jedes Mal: »Das kann nur das Lamm gewesen sein. Ich hätte es nicht essen sollen.« Das Lamm, so viel steht fest, war von feinster Qualität und kann seine Bauchschmerzen nicht verursacht haben. Ich selbst mag nämlich auch Lamm und habe das ein oder andere Mal das gleiche Essen bestellt. Mein Freund hatte ein schlechtes Gewissen, weil ihm irgendjemand einen

Floh ins Ohr gesetzt und rotes Fleisch für ungenießbar erklärt hatte. Und weil mein Freund davon ausging, dass das rote Lammfleisch nicht gut für ihn sei, reagierte er prompt mit Bauchweh. Ein schlechtes Gewissen kann vermutlich so manchen Nocebo-Effekt befeuern. Für solche Fälle gibt es eigentlich nur eine Lösung: Entweder man ist konsequent und lässt die Finger vom roten Fleisch, oder man isst und genießt ohne Reue. Das schlechte Gewissen birgt nämlich noch eine weitere Tücke. Weil der gute Mann dem Lammfleisch nicht widerstehen konnte und – metaphorisch gesprochen – von der ›verbotenen Frucht‹ naschte, betrachtete er die Bauchschmerzen als konsequente Strafe für seine Schwäche. Diese relativ harmlose Geschichte zeigt, welchen Einfluss Worte – seien sie nun als Drohung, als Warnung oder als gut gemeinter Ratschlag verpackt – auf die Auslösung und Verstärkung von Krankheitssymptomen haben können. Je glaubhafter etwa eine Prognose formuliert wird, desto wahrscheinlicher ist es, dass sie ernstgenommen wird. Damit wären wir beim wichtigsten Instrument von Ärzten, Therapeuten und dem Pflegepersonal: nämlich bei Worten und Suggestionen.

Suggestionen –
Die Macht der Worte

Professor Fabrizio Benedetti von der Universität Turin ist einer der Pioniere der internationalen Placebo-Forschung. Bereits in den 80er Jahren des letzten Jahrhunderts konnten Benedetti und seine Kollegen zeigen, welchen Einfluss negative Suggestionen auf das Schmerzempfinden nehmen können. In einem Versuch aus dem Jahr 2003 verabreichten sie Probanden ›Ketorolac‹, ein Medikament, das entzündungshemmend und schmerzstillend wirkt, an zwei aufeinanderfolgenden Tagen. Am dritten Tag ersetzten sie ›Ketorolac‹ durch ein Placebo. Den Probanden wurde jedoch mitgeteilt, dass das neue Mittel genauso wirksam gegen Schmerzen sei wie das vorhergehende. Man ließ sie im Glauben, ein echtes Medikament bekommen zu haben. Prompt reagierten die Studienteilnehmer mit einer starken Schmerzreduktion auf das Scheinmedikament.

Nun wollten die Wissenschaftler herausfinden, ob die Schmerzlinderung tatsächlich ein Placebo-Effekt war oder möglicherweise doch auf die vorausgegangene Gabe von ›Ketorolac‹ zurückzuführen sei; schließlich hatten die Probanden das Schmerzmittel über zwei Tage bekommen. In einem zweiten Versuchsdurchgang mit anderen Probanden verabreichten sie abermals an den ersten beiden Tagen ›Ketorolac‹. Am dritten Tag bekam auch die zweite Gruppe ein Placebo. Dieses Mal ließ man die Probanden jedoch nicht im Glauben, ein schmerzstillendes Mittel zu erhalten; im Gegenteil: Sie wurden darüber informiert, dass das neue Medikament (das ja in Wirklichkeit ein Scheinmedikament war) starke Schmerzen auslösen würde.

Allein die Ankündigung von Schmerzen reichte aus, um sowohl den Placebo-Effekt zunichtezumachen, der bei der ersten Gruppe nach Gabe des Scheinmedikaments entfacht werden konnte, und obendrein ein starkes Schmerzempfinden hervorzurufen. Das Experiment zeigt eindrücklich, dass Worte sowohl positive Placebo-Effekte in Form einer Schmerzreduktion als auch negative Nocebo-Effekte in Form einer Schmerzzunahme auslösen können.

In nachgelagerten Versuchen gelang es Benedetti und Kollegen sogar, den biochemischen Prozessen auf die Spur zu kommen, die der Schmerzzunahme zugrunde lagen. Verkürzt ausgedrückt, löst die Ankündigung, dass Schmerzen nach Einnahme eines (Schein-)Medikamentes zunehmen werden, bei den Probanden Angst aus, Angst vor dem Schmerz, dessen Eintreten sie jeden Moment erwarten.

Angst führt unter anderem dazu, dass im Gehirn die Produktion des Botenstoffs Cholecystokinin (CCK) angekurbelt wird. Dieser Neurotransmitter hat eine unangenehme Funktion. Er verstärkt nämlich die Schmerzreizleitung im Gehirn und führt so zu einer deutlich spürbaren Schmerzzunahme. Achten Sie einmal bewusst auf Ihre Angst vor dem Schmerz, wenn Sie sich das nächste Mal bei Ihrem Zahnarzt vorstellen. Und: Wie geht es Ihnen, wenn das fiese Surren des Bohrers ertönt? Ich fürchte, da sitzen wir alle miteinander im gleichen Boot.

Seit ich den Zusammenhang von Angst und Schmerz verstandesmäßig erfasst habe, versuche ich bei der Zahnreinigung an alles Mögliche zu denken, bloß nicht an Schmerzen. Ich komme wirklich mit den besten Vorsätzen in die Praxis und lege mich total entspannt auf den Behandlungsstuhl. Doch sobald die freundliche Dame einen freiliegenden Zahnhals mit dem Ultraschall streift, ist es aus mit der Entspannung. Einmal Aua, und die Angst sitzt mir wieder im Nacken. Ich weiß ja, dass noch ein paar weitere Zahnhälse frei-liegen und dass die jeden Moment fällig sind. Und so übe ich, meine Angst zu verlieren, in der Hoffnung, meine Autosug-gestion werde beim nächsten Zahnarztbesuch besser greifen. Noch tut sie es nicht. Die Angst ist ein zäher Sparringspart-ner und lässt sich schwer unter Kontrolle bringen.

Doch noch einmal zurück zu den Versuchen von Profes-sor Benedetti und seinem Team. Die Wissenschaftler haben nämlich einen weiteren Beleg dafür gefunden, dass die Aus-schüttung von CCK aufgrund erhöhter Angst ursächlich für die Schmerzzunahme ist. In einem weiteren Versuch verab-reichten sie frisch operierten Patienten ›Proglumid‹, ein Mit-tel, das die Ausschüttung von CCK unterbindet. Dann führ-ten sie mit den Patienten eine Prozedur durch, von der sie behaupteten, sie werde deren postoperative Schmerzen ver-stärken. Das Ganze war jedoch ein Täuschungsmanöver und lediglich eine Placebo-Prozedur. Aber allein die Ankündi-gung einer Schmerzzunahme versetzte die Patienten in Angst. Allerdings – und das ist das Interessante an diesem Versuch – führte die Angst nicht zu verstärkten Schmerzen, obwohl diese angekündigt waren. Warum? Das ›Proglumid‹ hemmte die CCK-Produktion und damit die verstärkte Schmerzwahrnehmung im Gehirn. Die Angst war zwar groß, aber der Botenstoff CCK, der notwendig ist, um Angst in Schmerzen zu verwandeln, wurde durch das ›Proglumid‹ ausgebremst. In einem weiteren Versuch verabreichten die Forscher den Patienten anstelle von ›Proglumid‹ ›Naloxon‹. Dieses Mittel ist ebenfalls im Rahmen der Placebo-For-schung zu Ruhm und Ehren gelangt. Darauf komme ich al-lerdings noch gesondert zu sprechen.

An dieser Stelle ist nur so viel wichtig: ›Naloxon‹ ist ein sogenannter Opioid-Antagonist. Das Mittel hebt die schmerz-stillende Wirkung sowohl körpereigener als auch von außen zugeführter Opioide auf. Will heißen, wenn man ein Schmerzmittel einnimmt und gleichzeitig Naloxon, wirkt das Schmerzmittel nicht. Gleiches gilt für endogene, also vom Körper ausgeschüttete Schmerzhemmstoffe. Benedettis Patienten wurden jedenfalls mit ›Naloxon‹ behandelt. Dann wurde abermals besagte Scheinprozedur durchgeführt, die angeblich mit erhöhten Schmerzen einherging. Und dieses Mal bestätigten die Patienten tatsächlich, deutlich stärkere Schmerzen zu empfinden. Warum? Anders als ›Proglumid‹ hat ›Naloxon‹ keinen Einfluss auf die Ausschüttung des Botenstoffs CCK und folglich auch nicht auf die angstbedingte Schmerzwahrnehmung.

Damit haben Benedetti und Kollegen den zweifachen Beweis dafür erbracht, dass die Ankündigung von Schmerzen – also eine zutiefst negative Suggestion – Angst auslöst, die wiederum eine Kaskade von Botenstoffen in Gang setzt, allen voran CCK, was letztlich dafür sorgt, dass die Schmerzwahrnehmung im Gehirn zunimmt. So, das war jetzt eine lange und zugegebenermaßen etwas umständliche Erklärung. Aber dafür wissen Sie jetzt, warum Angst vor Schmerzen so fürchterlich weh tun kann.

Nun könnten Sie an dieser Stelle zu Recht ein paar praktische Tipps einfordern, wie Sie Ihre Angst vor Schmerzen in den Griff bekommen. Aber ich bin, wie die Schilderung meines letzten Zahnreinigungstermins gezeigt hat, leider auch nicht besonders gut im Umgang mit meiner eigenen Angst vor Schmerzen.

Möglicherweise sind Autosuggestionen, wie sie beispielsweise beim Autogenen Training formuliert und gebetsmühlenartig wiederholt werden, ein probates Mittel, um Ängste zu bändigen. Aber bevor ich mich in suggestiven Spekulationen ergehe, berufe ich mich zunächst auf einen Fachmann, der weiß, welche Worte Angst auslösen und welche eher vertrauensbildend und folglich angstlindernd wirken. (Die Autosuggestionen kommen auch noch dran; versprochen!)

In seiner langjährigen Tätigkeit in der Klinik für Anästhesiologie der Universität Regensburg hat sich Prof. Dr. med. Dr. rer. nat. Ernil Hansen ausgiebig sowohl mit der Bedeutung negativer als auch positiver Suggestionen beschäftigt. Mit seinen Arbeiten trug Hansen maßgeblich dazu bei, ein besseres Verständnis für die besondere Situation zu entwickeln, die etwa eine bevorstehende Operation oder die Mitteilung einer schweren Diagnose für Patienten mit sich bringen. Seit vielen Jahren bemüht er sich um Aufklärung und weist auf die Notwendigkeit einer besseren Kommunikation insbesondere bei ängstlichen Patienten hin. In einem Übersichtsartikel für die Zeitschrift *Der Anaesthesist* formulierte Ernil Hansen seine Erfahrungen.

»Patienten benötigen Beistand und Kommunikation«, schreibt Hansen in der Einleitung und fährt fort: »Entsprechend sind Lernziele über den Umgang mit Patienten für das Medizinstudium formuliert worden, wenn auch ihre Vermittlung im Studium oft sehr kurz kommt. Dieses vernachlässigte Thema *Kommunikation in der Medizin* hat Einfluss auf den Krankheitsverlauf sowie die Patientenzufriedenheit und damit auf die Qualität der Medizin ...«

Kommunikation in der Medizin

Die richtige Kommunikation in der Medizin ist aus Hansens Sicht deshalb so wichtig, weil das medizinische Umfeld – unabhängig davon, ob es sich um einen harmlosen Kontrolltermin beim Zahnarzt oder um die Einlieferung in die Notaufnahme aufgrund eines schweren Unfalls handelt – für viele Patienten eine Extremsituation darstellt, infolge derer sie sich in einer Art Ausnahmezustand befinden. Allein die sterile und wenig behaglich anmutende Atmosphäre eines Krankenhauses kann zur Verunsicherung der Patienten beitragen. Je nach Schwere und Prognose einer Erkrankung beziehungsweise eines bevorstehenden Eingriffs können erhebliche Ängste im Spiel sein. Schließlich – und dessen sollten Mediziner sich bewusst sein – begeben sich Patienten in ihre Hände und sind ihnen gewissermaßen auf Gedeih und Verderb ausgeliefert. Eine Operation ist immer mit einem gewissen Risiko verbunden, auch wenn der zuständige Chirurg den Eingriff schon tausendmal durchgeführt hat und das Klinikum höchsten Hygiene- und anderen Standards genügt. In solchen als existentiell bedrohlich empfundenen Situationen kommt es regelmäßig vor, dass Menschen in einen tranceähnlichen Zustand verfallen.

Anders als landläufig angenommen, sind Menschen während einer Trance nicht geistesabwesend, sondern verfolgen aufmerksam alles, was um sie herum passiert. Besonderes Augenmerk scheinen sie auf Aktionen und Äußerungen zu legen, die für ihre aktuelle Situation relevant sind. Dabei kommt es häufig vor, dass sie Aussagen auf sich beziehen, die gar nicht an sie adressiert sind, sondern einer anderen Person gelten, oder dass sie Gesprächsinhalte falsch verstehen. Zur Veranschaulichung solcher Missverständnisse führt Professor Hansen folgendes Beispiel an. Er beschreibt den Fall einer jungen Frau, der im Operationssaal der Beatmungsschlauch entfernt wurde. Als der Anästhesist der Anästhesieschwester sagte, sie solle den Tubus nicht wegwerfen, sondern zum Sterilisieren geben, schreckte die Patienten auf und rief voller Angst: »Nicht sterilisieren! Nicht sterilisieren!« Möglicherweise lag bei der Patientin ein unerfüllter Kinderwunsch vor, weshalb sie den Begriff ›sterilisieren‹ unbewusst auf sich und ihre Situation bezogen und entsprechend panisch reagiert hat. Beispielsweise verlagern Frauen, deren Kinderwunsch über längere Zeit unerfüllt bleibt, ihre Aufmerksamkeit auch deutlich häufiger auf Schwangere oder Frauen mit Kinderwagen als Menschen, für die eine Schwangerschaft nicht emotional besetzt und vor allem nicht relevant ist. Das Beispiel dieser jungen Patienten zeigt, wozu falsch verstandene Aussagen führen können.

In dem von Professor Hansen beschriebenen tranceähnlichen Zustand sind Patienten hochgradig suggestibel. Ihr Verstand ist nicht vollumfänglich in der Lage, Situationen und Äußerungen richtig einzuschätzen. Vor allem doppeldeutige Worte können leicht missverstanden werden. Nun gehen Mediziner davon aus, dass sie ihren Patienten etwas Gutes tun, wenn sie diese etwa davor warnen, die Spritze, die sie gleich setzen werden, piekse. »Das tut jetzt ein bisschen weh« ist mit Sicherheit gut gemeint, aber leider kontraproduktiv. Denn die Ankündigung: »Achtung, Schmerz!«, setzt jenen Teufelskreis in Gang, den Benedetti und Kollegen anschaulich demonstriert haben. Dass Mediziner ihre Worte auch so wählen können, dass Patienten nicht verängstigt werden, zeigt folgende Studie:

Sowohl die Peridural- als auch die Spinalanästhesie sind Methoden der Regionalanästhesie, die unter anderem in Vorbereitung einer Geburt genutzt werden, etwa wenn Frauen den Geburtsschmerz nicht ertragen können beziehungsweise das Kind durch einen Kaiserschnitt entbunden wird. Bei beiden Methoden wird ein Lokalanästhetikum in die Nähe des Rückenmarks injiziert. Dadurch werden die an der Schmerzweiterleitung beteiligten Nervenfasern des Rückenmarks vorübergehend außer Kraft gesetzt, so dass die Geburt schmerzfrei verläuft. Vor der Injektion beziehungsweise Anlage eines Katheters wird die Einstichstelle desinfiziert und örtlich betäubt. In einer Studie mit Schwangeren, die sich einer solchen Prozedur unterzogen, wurde getestet, welchen Einfluss die Ankündigung der örtlichen Betäubung auf das Schmerzempfinden der Schwangeren hat. Die Frauen wurden in zwei Gruppen unterteilt. Einer Gruppe wurde gesagt: »Wir werden Ihnen jetzt eine Lokalanästhesie geben, die den Bereich taub macht, wo wir die Epidural-Spinal-Anästhesie durchführen, damit es für Sie angenehm ist.« Die andere Gruppe wurde weniger rücksichtsvoll aufgeklärt. Die Frauen bekamen folgende Warnung zu hören: »Sie werden jetzt einen Stich und ein Brennen am Rücken spüren, als hätte Sie eine Biene gestochen. Das ist der schlimmste Teil der ganzen Prozedur.« Die Auswertung des Versuchs ergab, dass die Frauen der zweiten Gruppe stärkere Schmerzen empfanden. In beiden Fällen wurden die Frauen auf eine Spritze vorbereitet. Das Ziel der Aufklärung wurde sowohl bei der ersten als auch bei der zweiten Gruppe erreicht. Allerdings fielen die Frauen der zweiten Gruppe gewissermaßen einem Kollateralschaden zum Opfer, bedingt durch eine negative Suggestion. Die meisten Mediziner sind sich der Tragweite ihrer wohlgemeinten Worte vermutlich nicht bewusst, und es steckt schon gar keine böse Absicht dahinter. Es sind über Generationen tradierte Wendungen und Phrasen, die zum Medizinerjargon gehören, so wie andere Berufsgruppen auch ihre eigene Sprache pflegen. Ernil Hansen hat sich die Mühe gemacht und die gängigen Fehler in der Kommunikation zwischen Behandler und Patient zusammengetragen. Hier eine kleine Auswahl.

Medizinerjargon

Während der Vorbereitungen einer Narkose im OP stiften Anästhesisten häufig Unruhe bei den ihnen anvertrauten Patienten, indem sie sich wie folgt äußern:

»Sie brauchen keine Angst zu haben.« Das ist wie mit dem rosa Elefanten, an den man nicht denken soll. Wenn er erst einmal im Kopf ist, dann kriegt man ihn so schnell nicht wieder raus.

»Die Angst, dass Sie nicht mehr aufwachen, ist völlig unbegründet; das trifft nur jeden 200 000. Patienten«, ist auch so eine gut gemeinte Floskel. Na prima! Was, wenn der Patient dieser Aussage nur die Begriffe »Angst«, »nicht mehr aufwachen« und »jeden Patienten« entnimmt? Die Zahl ›200 000‹ soll eigentlich das äußerst minimale Risiko eingrenzen. Aber Zahlen werden auf der Vernunftebene realisiert. Und dafür sind Patienten im Zustand der Trance nicht zugänglich.

»Wir haben alles im Griff.« Das haben Angela Merkel und Peer Steinbrück auch gesagt, als die Finanzkrise über die Welt hereinbrach. Ihre Versicherung ging jedoch nach hinten los. Die deutschen Sparer wähnten ihre Notgroschen nach dieser Ankündigung schon nicht mehr ganz so sicher. Wenn Kanzlerin und Finanzminister sich beeilen, zu versichern, dass alles im Lot sei, muss an der Sache etwas faul sein. Denn wenn alles in bester Ordnung wäre, welchen Grund sollten sie dann haben, die Bürger zu beruhigen? »Wir haben alles im Griff« klingt schon nicht besonders überzeugend, wenn man bei vollem Bewusstsein ist. Im Zustand der natürlichen Trance, in dem man eher abstrakt als rational denkt, kann eine solche Pseudoversicherung alle Alarmsysteme auslösen.

Wenn sich das medizinische Personal im Fachjargon unterhält und keinen Gedanken an den Patienten auf dem OP-Tisch verschwendet, ruft einer dem anderen auch schon mal zu: »Ich hole nur noch was aus dem Giftschrank, dann können wir anfangen.« Dass mit »Giftschrank« der Safe zur Aufbewahrung von Narkotika gemeint ist, weiß der Patient nicht. In seinen Ohren kann »dann können wir anfangen«

wie eine Drohung klingen. Anfangen womit? Das Gift aus dem Giftschrank in seinen Körper zu spritzen? Der Patient liegt möglicherweise wie das berühmte Kaninchen in der Schockstarre auf dem Rücken und rechnet mit dem Schlimmsten.

»Wir verkabeln Sie jetzt« ist auch keine vertrauensbildende Aussage. Dass der Patient an Überwachungsgeräte angeschlossen wird, könnte man ja auch so formulieren, dass er es richtig aufnimmt und Irritationen vermieden werden, wobei »Überwachung« aktuell auch einen eher negativen Beigeschmack hat.

Wenn der Oberarzt seinem Assistenten sagt: »Verkleinern Sie mal den Totraum«, meint er damit, dass der Beatmungsschlauch verkürzt werden soll. Dass der Patient sich beim Aufschnappen von »Totraum« möglicherweise auf direktem Weg ins Jenseits wähnt, kommt von der OP-Mannschaft niemandem in den Sinn.

»Gleich ist alles vorbei.« Diese Einlassung ist vor einer Narkose wirklich ungeschickt und kann völlig fehlinterpretiert werden. »Gleich ist alles vorbei« könnte auch wie »Gleich ist alles aus« verstanden werden. Solche Äußerungen führen zu unnötigen Irritationen und gehören auf den Prüfstand.

Besonders plakativ erscheint mir folgende Floskel: »Das wirkt todsicher.« Na, hoffentlich nicht!

Erhöhte Aufmerksamkeit während einer OP

Während einer Operation, die durchaus mehrere Stunden dauern kann, sollte das OP-Personal noch aus einem anderen Grund besonderes Augenmerk auf seine Wortwahl legen. Es ist nachgewiesen, dass Patienten trotz Narkose bei Bewusstsein sein können und alles mitbekommen, was um sie herum geschieht. Neurophysiologische Untersuchungen haben klar gezeigt, dass akustische Reize auch unter Narkose weitergeleitet werden.

In einer Übersichtsarbeit für das *Deutsche Ärzteblatt* mit dem Titel »Unerwünschte Wachheit während der Narkose« beschreibt ein Team von Wissenschaftlern unter Federführung der Anästhesistin Prof. Dr. med. Petra Bischoff das Problem wie folgt: »Die unerwünschte Wachheit während der Narkose (Awareness) und eine Erinnerung an Ereignisse während der Operation (Recall) können von Patienten als traumatisierendes Horrorszenario erlebt werden. Akustische, aber auch taktile Wahrnehmungen und darüber hinaus Gefühle von Hilflosigkeit, Bewegungsunfähigkeit, Schmerzerleben, Panik bis hin zu Todesängsten sind möglich. Wachphänomene können folgenlos bleiben. Sie können aber auch im Sinne einer anästhesiologischen Komplikation eine posttraumatische Belastungsstörung mit Angstzuständen, Schlaflosigkeit, Alpträumen, Reizbarkeit, Depressionen bis hin zu Suizidgedanken – also komplexe psychopathologische Phänomene – hervorrufen.«

So berichten Patienten nach einer Operation von Geräuschen, die sie als äußerst unangenehm empfunden hätten, aber auch von starken Schmerzen, die sie während eines Eingriffs wahrgenommen haben. Nicht wenige Menschen scheinen erhebliche Angst davor zu haben, die Operation bei vollem Bewusstsein erleben zu müssen. Professor Bischoff und Kollegen zufolge bringen viele Patienten ihre Sorge darüber bereits im Vorgespräch zum Ausdruck.

Nun gibt es zwei Formen dieser unerwünschten Begleiterscheinung. Die intraoperative Wachheit kann mit einer expliziten oder impliziten Erinnerung einhergehen. Im ersten Fall können sich die Operierten nach dem Aufwachen aus der Narkose an vieles, das während der OP mit ihnen und um sie herum geschehen ist, erinnern, und sie sind in der Lage, das Erlebte zu artikulieren. Das trifft auf etwa 0,2 Prozent der Operierten zu. Oder anders ausgedrückt: In 2 von 1000 Narkosen kommt es zu solchen Wachphänomenen. Man geht jedoch davon aus, dass die Dunkelziffer deutlich höher ist. Der weitaus größere Anteil von Wachzuständen unter Betäubung entfällt vermutlich auf implizite Erinnerungen. Das heißt, die Patienten können sich nach dem Aufwachen aus der Narkose an nichts erinnern. Das Erlebte und Gehörte ist ihnen nicht bewusst. Und doch scheint es in den Untiefen ihres Unterbewusstseins abgespeichert zu sein.

Um das herauszufinden, unternahmen Münchner Wissenschaftler folgenden Versuch: Im Rahmen einer Studie des Anästhesisten Dr. Dirk Schwender spielte die Hypnotherapeutin Agnes Kaiser-Rekkas Patienten die Geschichte von Robinson Crusoe und seinem Gefährten ›Freitag‹ vor. Im Wachzustand vermochte sich keiner der Patienten daran zu erinnern, die Geschichte gehört zu haben. Aber die Hypnotherapeutin benutzte einen Trick, um die Erinnerungen aus dem Unterbewusstsein der Patienten zu kitzeln. Sie konfrontierte sie mit Schlagworten, die eine eindeutige Verbindung zu dem Roman von Daniel Defoe aufweisen. Prompt reagierten auffällig viele Patienten mit der entsprechenden Assoziation. Zu ›Freitag‹ fiel ihnen beispielsweise die Geschichte des schiffbrüchigen Seemanns ein, während die Patienten der Kontrollgruppe, die während der Narkose keine Geschichte zu hören bekamen, mit dem Begriff ›Freitag‹ eher den Wochentag in Verbindung brachten. Nun ist das Abenteuer des Robinson Crusoe weder besonders angsterregend, noch steht es in irgendeinem Bezug zur persönlichen Situation von Patienten, die sich einer Operation unterziehen. Man kann also beruhigt davon ausgehen, dass dieses harmlose Experiment keine bleibenden Schäden bei den Patienten verursacht hat. Aber wie verhält es sich mit Aussagen, die Menschen im Zustand der Narkose auf sich beziehen, vor allem, wenn es sich um Schilderungen handelt, die missverstanden werden können? Das Beispiel der oben erwähnten jungen Frau, die panisch auf den Begriff ›sterilisieren‹ reagierte, zeigt anschaulich, welche Stressreaktionen verbale Äußerungen hervorrufen können, wenn sich Menschen im Ausnahmezustand einer Narkose befinden und unbewusst alles Gesagte aufnehmen.

Als TV-Autorin hatte ich mehrfach Gelegenheit, einer Operation beiwohnen zu dürfen. Ich erinnere mich noch relativ gut an einen Einsatz, bei dem ein Leistenbruch behoben wurde. Und ich kann Ihnen sagen: In einem OP-Saal geht es desweilen recht lustig zu. Je nach Schwierigkeitsgrad des Eingriffs und abhängig von notwendigen Maßnahmen sind durchschnittlich acht und mehr Akteure vor, hinter und am OP-Tisch im Einsatz. Neben den Chirurgen, die häufig im Team operieren, arbeiten Anästhesieärzte und -schwestern, OP-Schwestern und Pfleger hochkonzentriert. Nun ist so ein Leistenbruch ein Routineeingriff, den ein erfahrener Chirurg schon so oft behoben hat, dass er es nicht zu zählen vermag. Ein eingespieltes Team erledigt solche Operationen, jeder Handgriff sitzt, Komplikationen sind nicht ausgeschlossen, aber äußerst unwahrscheinlich. Wer kann es den Ärzten verdenken, wenn das Gespräch nach dem ersten Schnitt, der Verödung der Blutgefäße und der Lokalisierung des Bruchs auf eine profane Ebene abgleitet. Ich kann mich noch an ein überaus anregendes Gespräch über gutes und weniger gutes Segelwetter erinnern. Von Medizinern habe ich mir sagen lassen, dass auch die Fußballbundesliga im OP-Saal allgegenwärtig ist; lauter Themen, über die selbstverständlich auch an anderen Arbeitsplätzen gesprochen wird. Ich habe es immer als große Bereicherung empfunden, eine Operation beobachten zu dürfen. Man entwickelt ein anderes Verständnis für den menschlichen Körper, wenn man unter die vielen Haut-, Fett- und Muskelschichten schauen kann und die Anatomie des unteren Bauchraums vom Fachmann erklärt bekommt.

Doch jetzt, da ich hier am Schreibtisch sitze und meine Erinnerungen an die Besuche im OP-Saal noch einmal Revue passieren lasse, sehe ich manche flapsig dahingesprochene Bemerkung in einem anderen Licht. Da wird schon auch Schabernack getrieben, und da fallen Äußerungen über das Aussehen von Patienten, die diese sicher nicht gern hören und über die sie sich vermutlich ärgern würden. Nun will ich keinem Mediziner, dem ich je bei der Arbeit zusehen und zuhören durfte, eine schlechte Absicht oder gar Häme und Zynismus unterstellen. Dafür waren sie alle miteinander viel zu angenehm im Umgang, sowohl mit mir und meinem Kamerateam als auch mit ihren Mitarbeitern und vor allem mit den Patienten, wovon ich mich im Vorfeld und im Nachgang der Operationen überzeugen konnte. Es sind eben achtlos dahingesagte Dinge, die jeder Mensch zigmal am Tag von sich gibt. Müsste ich rund um die Uhr im OP stehen und arbeiten, ich würde vermutlich auch nicht jedes Wort bedenken und gedankenverloren drauflosplappern. Ich kenne das Phänomen der achtlosen Geschwätzigkeit nur zu gut aus meinem eigenen beruflichen Umfeld. Wie oft habe ich schon mit dem Cutter-Kollegen am Schneidetisch gesessen, um das gedrehte Filmmaterial noch einmal nach brauchbaren Bildern durchzusehen, und dann rutscht es einem heraus: »Also, die Einstellung kannst du auf keinen Fall nehmen. Schau doch mal, wie das aussieht, nicht sehr vorteilhaft …« Oder ein Fachmann verhaspelt sich fünfmal beim Interview und kommt einfach nicht auf den Punkt. Da wird man schnell ungehalten und verurteilt einen Menschen, der sich einem anvertraut hat.

Es ist vermutlich eine allzu menschliche, wenn auch nicht besonders lobenswerte Eigenheit, über abwesende Personen zu lästern. Nur dass Patienten eben nicht abwesend sind, sondern – wie wir wissen – zuweilen jede Äußerung detailgetreu registrieren. Und dabei müssen sich die gefallenen Worte noch nicht einmal direkt auf sie beziehen. Ich entwerfe hier mal ein äußerst realitätsnahes Szenario:

Wenn die OP-Mannschaft an einem Montagmorgen die Fußballergebnisse vom Wochenende analysiert, fallen schon mal Sätze wie: »Ob Kloppo wohl noch mal die Kurve kriegt mit seinen Borussen? Der hat doch nur noch Invaliden am Start ...« oder »Mann, ist der ... eine lahme Krücke geworden ...«. Kommentar hinterm Vorhang (die optische Trennwand, die den Kopf des Patienten sowie die Überwachungsgeräte und das Anästhesiepersonal vom Operationsgeschehen trennt): »... den kannst du abschreiben.« Allein das Wort ›Invalide‹ könnte ein unter Narkose stehender Patient so interpretieren, als müsse er nach der Operation einen Antrag auf Frühverrentung einreichen.

»Den kannst du abschreiben« ist unmissverständlich und kann erheblichen Schaden anrichten.

Professor Ernil Hansen, der selbst viele Jahrzehnte im OP gestanden hat, rät seinen Kollegen, die Bundesliga auf die Pause zu vertagen und stattdessen die erhöhte Suggestibilität der Patienten während einer Narkose dafür zu nutzen, ihr Heilungspotential positiv zu beeinflussen. Da Menschen im tranceähnlichen Zustand sehr empfänglich für Bilder und andere Sinneseindrücke sind, bietet es sich an, sie im Vorgespräch nach ihrem letzten schönen Urlaub oder nach einem Ort zu fragen, an dem sie sich besonders wohl gefühlt haben und mit dem sie positive Erinnerungen verbinden. Wenn ein Patient mit seinen Gedanken an einem weißen Sandstrand weilt, auf das azurblaue Meer schaut und die Sonne auf seiner

Haut spürt, durchlebt er möglicherweise noch einmal die schönen Stunden des Südseeurlaubs. Je stärker seine Sinne in die Erinnerung involviert sind, indem er das Meer riecht, das beruhigende Rauschen der Wellen hört und die wohlige Wärme auf seiner Haut spürt, desto mehr zieht er sich an diesen Ruhepol zurück.

Ernil Hansen betrachtet solche imaginierten Rückzugsorte als Chance für den Patienten, den tendenziell angstbesetzten Raum eines OP-Saals zu ›verlassen‹ und sich an einen sicheren und vertrauten Ort zu begeben, wo er loslassen und entspannen kann und folglich einen besseren Zugriff auf seine körpereigenen Stressbewältigungsstrategien hat. Das solche inneren Reisen mit einer sichtbaren Entspannung einhergehen, zeigt sich beispielsweise daran, dass sich stressbedingte Körperreaktionen normalisieren: Die Anspannung der Muskeln lässt nach, Blutdruck und Herzfrequenz sinken. Auch beruhigende Musik oder positiv formulierte Suggestionen, die während einer Operation abgespielt werden, tragen zur Entspannung des Patienten bei. Dass solche Maßnahmen kein esoterischer Firlefanz sind, sondern die Heilung der Patienten erheblich verbessern können, ist nachgewiesen.

So ziehen Ängste im Vorfeld und während einer Operation mehr Komplikationen nach sich, während reduzierte Ängste infolge positiver Suggestionen mit einem besseren Heilungsgeschehen einhergehen. Dass negative Suggestionen einen ungünstigen Einfluss auf das Operationsergebnis und damit auf das Befinden der Patienten haben können, hat Dr. David Cheek, ein amerikanischer Gynäkologe und Hypnotherapeut, schon in den 50er Jahren des letzten Jahrhunderts beleuchtet. Ihm war aufgefallen, dass sich Patienten nach einem Eingriff auffällig schlecht erholten. Da sie sich jedoch an nichts erinnern konnten und keine negativen Erlebnisse mit der Operation in Verbindung brachten, bediente er sich eines Tricks. Er hypnotisierte sie. Erst im Zustand der Hypnose kehrte ihre Erinnerung an die OP zurück. Cheek war der Erste, der auf die Auswirkungen intraoperativer Negativsuggestionen hinwies und das Potential positiver Suggestionen während einer Operation beschrieb. Leider wurde seinen Erkenntnissen kaum Bedeutung beigemessen. Wie so oft in der Medizin, dauert es viel zu lange, bis sich wissenschaftliche Erkenntnisse im klinischen Alltag niederschlagen.

Das gilt auch für die Ergebnisse der Placebo-Forschung. Zwar ist das Wissen um die Bedeutung des Arzt-Patient-Verhältnisses oder um die Macht der Worte für jedermann verfügbar. Trotzdem findet es in der klinischen Praxis bislang kaum Beachtung. Wenn ich als Autorin Zugang zu entsprechenden Studien und Fachartikeln habe und fasziniert bin von dem Potential, das im Placebo-Effekt steckt, warum interessieren sich Ärzte, die dieses Potential doch an vorderster Front nutzen könnten, nicht dafür? Ist es die allgegenwärtige Überlastung, unter der viele Mediziner ächzen? Gehen die Weiterbildungsangebote nicht oder zu wenig auf Placebo- und Nocebo-Phänomene ein? 2010 hat der Wissenschaftliche Beirat der Bundesärztekammer seine Positionen zu diesem Thema unter dem Titel »Placebo in der Medizin« zu Papier gebracht. In seiner Stellungnahme weist das Gremium auch auf die Notwendigkeit hin, das Wissen um Placebo- und Nocebo-Phänomene stärker in die Ausbildung des medizinischen Nachwuchses wie auch in die Fort- und Weiterbildung von Ärzten einfließen zu lassen.

Als einer der Initiatoren dieser Stellungnahme hat Professor Robert Jütte maßgeblich darauf hingewirkt, dieses Thema ins Blickfeld der Ärzteschaft zu rücken. Ich habe ihn gefragt, woran es seiner Meinung nach liegt, dass die Erkenntnisse der Placebo-Forschung nur schleppend Eingang in die Praxis finden. Seine Antwort: »Es fehlt in der breiten Ärzteschaft immer noch das Bewusstsein, dass die ›Droge Arzt‹ zentral für einen Behandlungserfolg sein kann. Doch es mangelt nicht nur an Kenntnissen über die Placebo-Wirkung. Auch die gegenwärtige Struktur unseres Gesundheitssystems, die die sogenannte sprechende Medizin immer noch unterbewertet und zu gering honoriert, trägt dazu bei, dass selbst bei gutem Willen der Ärzte die Maximierung des Therapieerfolgs durch Einbeziehung des Placebo-Effekts noch zu wenig Beachtung in der Praxis findet – zum Nachteil der Patienten.«

Für die Patienten wäre schon viel gewonnen, wenn sich Mediziner einmal die Arbeiten von Professor Ernil Hansen zu Gemüte führen würden, der akribisch zusammengetragen hat, welche Suggestionen tendenziell eher Placebo- oder eben doch Nocebo-tauglich sind. Sein besonderes Augenmerk gilt gutgemeinten Verneinungen, die das genaue Gegenteil von der beabsichtigten Aussage auslösen können.

Verneinung, Verharmlosung, Verunsicherung

Der ungewöhnliche Bewusstseinszustand, in dem sich Patienten vor oder während einer Behandlung befinden, und die damit einhergehende Veränderung ihrer Wahrnehmung führt auch dazu, dass Verneinungen nicht oder nicht richtig verstanden werden. »Machen Sie sich keine Sorgen!« verfängt nicht, weil »keine« gar nicht realisiert wird. ›Sorgen‹ ist das einzige Wort in diesem Satz, das mit starken Emotionen und vor allem ausgesprochen negativen Emotionen besetzt ist. Angenommen, ein Mann sitzt im Wartezimmer seines Zahnarztes. Durch die Tür dringen das enervierende Geräusch des Bohrers und die Schreie des Patienten, der gerade malträtiert wird. Dem Mann im Wartezimmer wird angst und bange bei der Vorstellung, dass es ihm gleich ähnlich ergehen könnte. Dann ist er an der Reihe. Seine Hände sind feucht vom Angstschweiß. Er krallt sich am Behandlungsstuhl fest, und dann eröffnet der Zahnarzt ihm auch noch: »Sie sind gleich dran. Aber Sie brauchen keine Angst zu haben.« Der Mann möchte nur noch eines: Reißaus nehmen und den Ort des Grauens verlassen.

»Das ist nicht so schlimm« ist auch nicht viel besser. Alles, was der Patient registriert, ist womöglich »schlimm«, und das ist nicht gut, sondern eher angsteinflößend.

»An so etwas stirbt man nicht so schnell« scheint auch ein Klassiker der verunglückten Verneinung zu sein. Wer mit einer offenen Wunde und dem Verdacht auf Blutvergiftung in die Notaufnahme kommt, fragt sich bei diesen Worten möglicherweise: »An so was stirbt man nicht so schnell, aber demnächst, oder wie?«

Sobald Begriffe, die Ängste auslösen können, im Spiel sind, ist eine Verneinung kontraproduktiv. »Schmerzen«, »Stechen«, »Übelkeit«, »Nadel«, »Bluten« »Spritze« oder »Wehtun«, sind mit unangenehmen Bildern und für die meisten Menschen mit weniger guten Erinnerungen verbunden. »Das wird nicht weh tun« tut schon beim Zuhören weh. Es wird auch nicht weniger schmerzlich, wenn es »nur ein bisschen weh tut«. Das kann schon reichen, um den Mann auf dem Zahnarztstuhl vollends in die Flucht zu jagen. Besonders Kinder, die noch keine Strategien entwickelt haben, um mit solchen Situationen umgehen zu können, reagieren extrem empfindlich auf die nette kleine Schmerzankündigung, beispielsweise vor einer Spritze:

»Das pikst jetzt mal ein bisschen, und dann hast du auch schon das Schlimmste hinter dir.« Und weil die liebe Frau Doktor dem kleinen Patienten die Impfnadel derart gruselig angekündigt hat, braucht es außer der Mutter alle in der Praxis verfügbaren Mitarbeiterinnen, um das Kind festzuhalten. Vor lauter Panik verkrampft der Kleine derart, dass aus dem »Piks« eine Tortur wird. Ich habe unlängst in einer Zahnarztpraxis auffallend schöne und intelligente Wandbemalungen gesehen. Neben niedlichen Hasen und anderen Tieren waren verschlungene Treppen und aufwendige Pfadsysteme so in die Raumgestaltung integriert, dass sie nicht auf den ersten Blick auffielen. Hatte man sie jedoch einmal entdeckt, bannten sie den Blick und damit die Aufmerksamkeit. Eine clevere und wie ich finde nachahmenswerte Methode, um kleinen und großen Patienten die Angst vor dem Bohrer zu nehmen.

»Blut« hingegen hat das Zeug, Menschen in panikartige Zustände zu versetzen. »Das wird möglicherweise ein bisschen bluten« muss noch nicht einmal mit der Vorstellung großer Blutverluste einhergehen. ›Blut‹ ist mindestens so emotionsbeladen wie ›Angst‹. Viele Menschen können kein Blut sehen, weder das eigene noch fremdes. Auch der Anblick einer Nadel, die in die Vene eingebracht wird, ist für viele unerträglich. Ich kann bis heute nicht hinschauen, wenn mir Blut abgenommen wird. Sobald der Arm abgebunden wird, wende ich das Gesicht ab. Im Alter von sieben Jahren war ich an einer Hepatitis erkrankt und musste im Nachgang der Infektion über einen längeren Zeitraum zu regelmäßigen Kontrolluntersuchungen. Alle vier Wochen fuhr meine Mutter mit mir in die Kreisstadt zur Blutabnahme. Die Kanülen waren damals – zumindest im Osten Deutschlands, wo ich aufgewachsen bin – so dick wie die Stricknadeln meiner Oma. Obwohl sich jeder angehende Mediziner Venen wie die meinen zum Nadelnüben wünscht, haben die Schwestern es noch jedes Mal geschafft, meine Arme grün und blau zu stechen und mir damit unerträgliche Schmerzen zuzufügen. Und obwohl ich weiß, dass die Kanülen heute so fein sind, dass ein Patient sie bei geübter Anwendung wirklich nicht spüren muss, erfasst mich noch jedes Mal das große Grauen, sobald die Warnung ertönt: »Das sticht jetzt mal kurz, und dann ist es auch schon vorbei.« Solange ich zurückdenken kann, hat noch jeder Arzt, der mir je mit einer Kanüle zu Leibe gerückt ist, den Einstich so oder so ähnlich angekündigt. Es ist schon unglaublich, wie tief diese Suggestionsmuster im klinischen Alltag verwurzelt sind.

Das trifft auch auf eine ganze Reihe weiterer verunglückter Formulierungen zu, die Nocebo-Effekte nach sich ziehen können. Äußerungen, die die Unsicherheit oder den Pessimismus des Arztes verraten, verunsichern Patienten zwangsläufig. »Probieren Sie mal dieses Mittel« oder »Wir versuchen es mal damit« deutet mehr oder weniger darauf hin, dass der Arzt mit seinem Latein am Ende ist. Die Wahrscheinlichkeit, dass der Patient das Rezept gar nicht erst einlöst, ist relativ hoch. Holt er das Medikament doch aus der Apotheke und nimmt es ein, wird er dies möglicherweise mit einer eher skeptischen Erwartung tun. Ob ihm die derart zögerlich verordnete Medizin helfen kann, ist fraglich. Wenn Verzagtheit und Zweifel eine Behandlung konterkarieren oder zu unerwünschten Nocebo-Effekten führen, tragen Patienten auch ihr Scherflein bei.

Nocebo-Effekte durch falsche Überzeugungen

Viele Patienten misstrauen sogenannten Generika. Das sind Nachahmerprodukte, die nach Ablauf des Patentschutzes auf ein Markenmedikament deutlich kostengünstiger angeboten werden als das Original. Das geläufigste Beispiel dürfte Aspirin sein, das vermutlich jeder kennt. Der pharmazeutisch wirksame Inhaltsstoff im Aspirin heißt Acetyl-salicylsäure (kurz ASS). Ja, und so heißen denn auch einige Nachahmerprodukte: ASS 100 gibt es von verschiedenen Herstellern. Aspirin ist das Original, ASS mit oder ohne 100 sind Generika. Was die Inhaltsstoffe betrifft, sind das Generikum und das Markenmedikament identisch. Aber rein äu-ßerlich unterscheiden sie sich. Die Verpackung von Aspirin kennt jeder, auch wenn man keine davon zu Hause hat. Es ist eine Marke, die sich ins Gedächtnis eingeprägt hat, nicht zu-letzt, weil es Aspirin schon so lange gibt und weil es mögli-cherweise seinen Platz in der elterlichen Hausapotheke hatte. Die Verpackung der Nachahmerprodukte kennt man mögli-cherweise nicht, nicht zuletzt deshalb, weil es derer viele gibt. Das Original hingegen gibt es nur einmal. Bevor jedoch der Eindruck entsteht, der Aspirin-Hersteller Bayer hätte hier seine Hand im Spiel, wechsle ich mal ganz schnell zu einem anderen Beispiel, das auch ohne Markennamen aus-kommt.

Eines schönen Tages geht Herr Müller mit dem üblichen Rezept für seinen Blutdrucksenker in die Apotheke und bekommt etwas, das er so nicht bestellt hat und das er vor allem nicht kennt. Herr Müller will die Pillen, die er seit sieben Jahren schluckt, und die waren nun einmal rot und nicht weiß. Auch die Versicherungen des Apothekers, dass das neue Mittel genauso gut wirkt wie das bisherige, be-sänftigen ihn nicht. »Ja, gibt es das andere Mittel denn nicht mehr?«, empört er sich. »Doch, doch, das haben wir auch. Aber das hat ihr Arzt nicht verordnet. Ich kann Ihnen nur geben, was auf dem Rezept steht. Vielleicht zahlt Ihre Kasse das nicht. Es kostet deutlich mehr als das neue Prä-parat.« Herr Müller ist wütend auf den Apotheker, auf seinen Arzt, der ihm das Billigpräparat verschrieben hat, und auf die Krankenkasse. Dass er als gesetzlich Versicherter schlechter behandelt wird als Privatversicherte, schwant ihm schon länger. Aber jetzt fühlt er sich wirklich wie ein Patient zweiter Klasse. Herr Müller weiß ja: »Was nichts kostet, ist nichts wert!« Und deshalb traut er den Tabletten, die er missmutig mit nach Hause genommen hat, nicht recht. Am Ende, denkt er sich, hat die Billigarznei auch noch Nebenwirkungen.

Das Ende vom Lied: Er schluckt die Tabletten widerwillig und mit größtem Unbehagen. Wenn Herr Müller Glück hat, mindert seine negative Erwartung nur die Wirkung des Blutdrucksenkers. Wenn er Pech hat, entwickelt er obendrein auch noch all die Nebenwirkungen, die im Beipackzettel aufgelistet sind. Und warum: Nur weil seine Phantasie mit ihm durchgeht und er für die völlig nachvollziehbaren Erklärungen des Apothekers einfach nicht zugänglich ist. Es könnte aber auch sein, dass Herr Müller die Tabletten erst gar nicht schluckt, sondern sie gleich in den Müll wirft, was – und das ist jetzt keine frei erfundene Anekdote, sondern trauriger Alltag – viele Patienten tun. Der Schaden, der entsteht, weil Patienten Therapien abbrechen beziehungsweise ihre Medikamente nur mit Vorbehalt einnehmen und sich so um einen erheblichen Teil der potentiellen Wirkung bringen, ist immens. Und ich spreche hier nicht nur von dem monetären Schaden, der entsteht, wenn Pillen in der Toilette entsorgt werden. Abgebrochene beziehungsweise nicht eingehaltene Therapien können auch für Patienten erhebliche Folgeschäden nach sich ziehen.

Möglicherweise hätte der Arzt, der Herrn Müller das Nachahmerprodukt verschrieben hat, ihn darüber aufklären müssen, warum er ihm das alte Mittel nicht mehr verordnen kann und weshalb das neue Medikament genauso gut ist wie das alte. Trotzdem bleibt fraglich, ob eine ambitionierte Aufklärung Herrn Müllers Argwohn zu zerstreuen vermocht hätte. Die fehlende Kooperation mancher Patienten lässt auch die fähigsten und gutwilligsten Ärzte rat- und hilflos zurück.

Interessante Blüten treibt auch die Informationsflut des Internets. Es scheint in Mode gekommen zu sein, sich erst einmal online zu informieren und in einem der unzähligen Foren Rat zu holen, bevor man einen Arzt ins Vertrauen zieht. In solchen Foren tauschen sich Patienten über ihre Krankheiten und Symptome aus und fragen schon mal in die anonyme Runde der Mitleidenden: »… wer hat schon mal so einen Furunkel XYZ an Bauch, Bein und Po gehabt … Leute, das sieht schlimm aus, und wie das juckt … Ich habe gehört, eine Eigenurinbehandlung soll da helfen …«

»Ja, das habe ich auch gehört«, meldet sich ein sachkundiges Mitglied des Forums unter dem Decknamen ›Rabenschwarz‹ und befragt das Furunkel-Orakel, »Mein Nachbar hat beste Erfahrungen damit. Er schwört auf den ersten Urin in der Stunde nach Mitternacht, und zwar bei Neumond; das ist ganz wichtig, weil …«, »Hm, dann muss ich ja noch glatte 12 Tage warten. So lange halte ich das nicht aus …« Und weil der vom Furunkel Geplagte der Neumondtheorie nicht so ganz über den Weg traut, macht er sich doch auf den Weg zum Hautarzt. Als der ihm eine cortisonhaltige Salbe verschreibt und ihn darüber aufklärt, wie diese anzuwenden sei, empört sich der Patient und klärt nun seinerseits den Arzt darüber auf, dass Cortison doch abhängig mache und das Ganze nur noch verschlimmere; das habe er nun schon so oft gelesen und von so vielen Leuten gehört, die es schließlich wissen müssen. Und der Herr Doktor brauche gar nicht erst zu versuchen, ihn vom Gegenteil zu überzeugen. Tja, was soll der arme Hautarzt, der noch zehn andere Patienten im Wartezimmer sitzen hat, mit dem Mann und seinen Furunkeln machen? Wie soll er ihn von der Notwendigkeit der Behandlung mit besagter Salbe überzeugen, wenn der Patient nun einmal partout nichts davon wissen will? Im Zeitalter des Internets kommen Patienten immer häufiger gut informiert in die Arztpraxen, mitunter aber auch völlig desinformiert, wie dieses Beispiel illustriert. Schwierig wird es vor allem, wenn sie sich in abstruse Theorien versteigen und Ärzte ihnen mit Engelszungen den Schwachsinn wieder ausreden müssen.

Mediziner verfügen über ein umfangreiches Fachwissen, das sie nicht nur während ihres Studiums, sondern auch während ihrer Facharztausbildung erworben und in Weiterbildungen vertieft haben. Wäre dem nicht so, bestünde überhaupt keine Notwendigkeit, einen Arzt aufzusuchen. Dann könnte man sich ebensogut an jeden Wald-und-Wiesen-Heiler wenden oder die selbsternannten Fachleute der Internetforen befragen.

Unser Patient macht sich aber auf den Weg zum Dermatologen, weil er seiner Hilfe bedarf und weil er offenkundig Vertrauen in dessen Fachwissen und Heilkunst setzt. In diesem Buch geht es in großen Teilen darum, die Bedeutung eines vertrauensvollen Arzt-Patient-Verhältnisses für ein verbessertes Heilungsgeschehen zu zeigen. Dass die Fähigkeiten, zuzuhören, auf den Patienten und seine Bedürfnisse einzugehen und die richtigen Worte für die Diagnosestellung wie auch für die Therapiefestsetzung zu finden, als Teil der ärztlichen Heilkunst wichtig für einen Behandlungserfolg sind, versuche ich in diesem Buch darzulegen. Allerdings setzt ein gutes Arzt-Patient-Verhältnis auch voraus, dass Patienten der fachlichen Kompetenz des Arztes vertrauen. Wenn wir von einem guten Arzt-Patient-Verhältnis sprechen, heißt das natürlich auch, dass beide Parteien ihren Beitrag leisten, damit es eine fruchtbare und heilbringende Beziehung wird. Kommen wir noch einmal auf das Beispiel des von Furunkeln geplagten Mannes und seines verzweifelten Hautarztes zurück.

Aus menschlicher Sicht hätte vermutlich jeder Verständnis dafür, wenn der Hautarzt seinen Patienten unverrichteter Dinge wieder nach Hause schicken würde mit der Dreingabe: »Wenn Sie die von mir für richtig und notwendig befundene Therapie ablehnen, kann ich leider nichts für Sie tun.« Er könnte jedoch auch in die Trickkiste greifen und sich eines eher unorthodoxen Kunstgriffs bedienen. Dem Gespräch und der ablehnenden Haltung des Patienten konnte er ja entnehmen, dass der Mann, aus welchem Grund auch immer, der reinen Chemie, die nun einmal die Grundlage für die cortisonhaltige Salbe bildet, nicht über den Weg traut. Da der Patient ihn auch in seine ursprüngliche Absicht, die Geschwüre mit Hilfe seines Urins zu behandeln, eingeweiht hat, weiß der Arzt – wenn er gut zugehört hat – auch, dass der Mann eher für naturheilkundlich basierte Therapieansätze zugänglich ist. Wenngleich die therapeutische Wirksamkeit von Urin meines Wissens nach nicht belegt ist, so kann davon ausgegangen werden, dass Urin im Sinne eines Placebos einen Effekt erzielen kann, beispielsweise bei der Behandlung von Warzen. Dass in früheren Zeiten und manchenorts wohl noch immer ekelerregende Substanzen zum Einsatz kamen, die wohl allesamt in den großen Topf der Placebo-Gabe fallen dürften, ist überliefert. Doch zurück zu den Furunkeln.

Was spricht dagegen, dem Patienten von einer rein pflanzlichen Salbe zu erzählen, die ähnlich wie Cortison wirke, und den Mann davon zu überzeugen, dass ihm dieses Mittel auch helfen werde. Als Dreingabe könnte der Dermatologe noch darauf hinweisen, dass das cortisonhaltige Präparat zwar schneller wirke und es mit der pflanzlichen Salbe möglicherweise ein bis zwei Tage länger dauern könne, bis die Entzündung abheilt. Aber wenn es auf einen Tag mehr oder weniger nicht ankommt, würde er ihm die pflanzliche Salbe wärmstens empfehlen. Er habe zufällig noch eine Probepackung da, die er ihm direkt mitgeben könne. Was der Hautarzt aus seiner Schublade zieht, ist nichts anderes als eine Ringelblumensalbe, die leicht antientzündlich wirkt. Normalerweise würde der Arzt diese Salbe nicht bei hartnäckigen Furunkeln empfehlen. Doch der vor ihm sitzende Patient ist nun mal kein normaler Fall, sondern eher eine Ausnahme und bedarf einer gesonderten Behandlung. Auf diese Weise wäre allen geholfen. Der Arzt hätte nicht wirklich geschwindelt, sondern nur ein bisschen gemogelt, allerdings in bester Absicht. Der Patient hätte ein Medikament, von dem er überzeugt ist, dass es seine Furunkeln zu kurieren vermag. Obendrein erspart er sich die Eigenurinbehandlung, auf die er nach genauerem Bedenken keine sonderliche Lust mehr hat.

Im denkbar ungünstigsten Fall wirkt die Salbe nicht oder kaum. Dann ist der Patient nicht beschädigt, weil er so oder so nichts auf seine Furunkel gestrichen hätte und weil diese folglich weiter blühen würden. Im denkbar besten Fall ist der Mann seine Geschwüre binnen weniger Tage los und preist die Heilkunst seines Hautarztes. Höchstwahrscheinlich gibt es keine Studien, die ein solches Szenario belegen oder widerlegen. Die positive Wirkung der Placebo-Salbe liegt jedoch im Rahmen des Vorstellbaren. Wenn Scheinmedikamente im Rahmen einer placebokontrollierten Medikamentenstudie signifikante Ergebnisse hervorbringen und solche Ergebnisse unter anderem darauf zurückgeführt werden können, dass die gewünschte Wirkung vom Arzt überzeugend vermittelt werden konnte, warum soll in einem Fall wie dem von mir frei erfundenen nicht eine Placebo-Salbe helfen? Zumal es sich bei der Ringelblumensalbe noch nicht einmal um ein reines Placebo handelt, sondern eher um ein Medikament, das – sagen wir einmal – nicht optimal für die Behandlung eines Furunkels geeignet ist.

Aber so wie Schmerzen nach Gabe eines Placebos abklingen können, wenn die Wirkung des Scheinmedikaments nur mit den schönsten Worten beteuert wird, könnten auch leichte Entzündungen nach einer Placebo-Gabe abheilen. Die Berichte von Henry Beecher, einem amerikanischen Kardiologen, der während des Zweiten Weltkriegs im Fronteinsatz war, legen solche Vermutungen nahe. Wie vielen seiner Kollegen ging auch Beecher das Morphin zur Behandlung schwer verwundeter und frisch operierter Soldaten aus. Weil er sich nicht anders zu helfen wusste, griff Beecher zum Placebo. Er injizierte den Verwundeten Kochsalzlösung statt Morphin, ließ sie jedoch im Glauben, weiterhin das hochwirksame Schmerzmittel gespritzt zu bekommen, mit dem Ergebnis, dass tatsächlich Soldaten von ihren Schmerzen befreit werden konnten. Beispiele für den wirksamen Einsatz von Placebos gibt es mehrfach in der Literatur.

Von einer ähnlichen Scheinbehandlung erzählte mir ein Arzt, den ich fragte, wie er es denn so mit dem Einsatz von Placebos halte. Daraufhin schilderte er mir folgenden Fall: Ein langjähriger Patient war an Prostatakrebs erkrankt, der unter anderem zu Metastasen in den Knochen geführt hatte. Um die starken Schmerzen erträglich zu machen, erhielt der Mann seit geraumer Zeit Morphinpflaster. Doch die Wirkung ließ nach, weshalb die Dosis permanent erhöht werden musste. Eines Tages kam der Patient zu dem Arzt und fragte ihn, ob er keine andere Lösung wüsste. Abgesehen davon, dass die Stärke der Morphinpflaster ständig nachreguliert werden musste, war er kaum noch in der Lage, ein normales Leben zu führen. Das Morphin machte ihn so benommen, dass er nur noch durch die Tage dämmerte. Der Arzt schlug ihm Folgendes vor: Er habe ein pflanzliches Mittel, das sehr gut gegen Schmerzen helfe, ohne die einschläfernde Wirkung von Morphin zu besitzen. Er wusste, dass sein Patient ein tiefgläubiger Christ war, der regelmäßig den Erzengel Raphael um Hilfe anrief. Also schlug er ihm vor, mit ihm zusammen dafür zu beten, dass dieses Mittel ihm helfen und seine Schmerzen lindern würde. Wie zu erwarten, willigte der Patient ein, glaubte er doch an die heilsame Kraft des Gebets. Nach der Injektion des Mittels beteten sie gemeinsam mit der ebenfalls anwesenden Ehefrau des Patienten. Nur wenige Minuten später stellte sich die schmerzlindernde Wirkung ein, bis die Schmerzen schließlich ganz abklangen. Der Patient war so gerührt, dass er vor Freude weinte. In den folgenden Monaten wiederholte sich dieses Prozedere noch mehrere Male. Immer wenn er die Schmerzen nicht mehr ertrug, erschien er, um sich »seine Spritze abzuholen« und zu beten. Doch das Wundermittel war das gleiche, das Beecher den Soldaten im Lazarett gespritzt hatte: niedrig konzentrierte Kochsalzlösung.

Auf meine Frage, ob ihn nicht das schlechte Gewissen plage, seinen Patienten hinters Licht geführt zu haben, sagte er mir: »Ich habe ihn nicht hinters Licht geführt. Denn das Mittel, das ich ihm gespritzt habe, hat seine Schmerzen gebannt. Nichts anderes hatte ich ihm versprochen. Dass es kein pflanzliches Präparat war, sondern Kochsalzlösung, ist aus meiner Sicht egal. Der Mann hatte doch kein Leben mehr mit den ständig steigenden Morphindosen, abgesehen davon haben die Schmerzpflaster ja nicht zuverlässig gewirkt. Ich habe als Arzt die Aufgabe, Menschen zu helfen. Und wenn ich auch mal zu unorthodoxen Methoden greifen muss, dann mache ich das.«

Seine Aussage ließ mich vermuten, dass besagter Patient keine Ausnahme war. Und tatsächlich hatte der Arzt schon öfter Menschen auf diese und ähnliche Weise behandelt.

Dann wollte ich noch wissen, wie er denn auf die Idee verfallen sei, Placebos zu verabreichen. Da verwies er auf seinen Vater, einen altgedienten Landarzt, der schon mal in die Wunderdose mit den Zuckerpillen gegriffen hatte, wenn er seinen Patienten nicht anders zu helfen wusste oder wenn Patienten kein erkennbares Krankheitsbild aufwiesen, sondern eher diffuse Symptome, die mehr auf seelischen Schmerz schließen ließen. »Mein Vater hatte einen exzellenten Ruf als Landarzt und war bei seinen Patienten sehr beliebt. Sie wussten, dass er immer das rechte Mittel parat hatte. Manchmal waren das eben Scheinmedikamente.«

Wie er mir von seinem Vater erzählte, musste ich an unseren alten Dorfarzt denken. Doktor Pfeifer war auch so ein Kaliber vom alten Schlag. Er polterte schon mal, wenn seine Patienten unvernünftig waren und sich nicht an seine Anweisungen hielten. Als meine Mutter mich mit einer fiebrigen Mandelentzündung der Obhut meiner Urgroßmutter anvertraut hatte, weil sie selbst arbeiten musste, und ich in Begleitung der Urgroßmama bei Doktor Pfeifer erschien, sorgte er dafür, dass meine Mutter noch am selben Tag zu Hause bei ihrem kranken Kind war. Der Mann war eine Respektsperson, so viel steht fest. Aber die Achtung hatte er sich wohl verdient. Er nahm sich so viel Zeit wie nötig, unabhängig davon, wie voll sein Wartezimmer war. Wir Kinder durften uns zum Abschied immer ein Bonbon aus einer Schale nehmen, und er versprach uns, »dass wir bald wieder ganz heile sein würden«.

Ich weiß nicht, ob Doktor Pfeifer je zu Placebos gegriffen hat. In Anbetracht der damaligen Zeit – es waren die 70er Jahre, und es war die Versorgungslage in der DDR – würde es mich jedoch nicht wundern. Die Tatsache, dass mir diese Episoden nach so vielen Jahren noch immer präsent sind und dass ich wirklich gern an diesen alten knarzigen Dorfarzt zurückdenke, rührt vermutlich daher, dass ich ihm vollkommen vertraut habe. Und ich bin davon überzeugt, dass jedes Placebo aus seiner Hausapotheke Wunder gewirkt hätte. Wer weiß schon, wie viele Ärzte ihren Patienten auf diese Weise entgegenkommen. Und wer weiß, wie viele Menschen durch die Gabe von Placebos von Schmerzen und anderen Symptomen befreit werden konnten. Wer will den Stab über Mediziner brechen, die sich für ein solches Handeln entscheiden? Kann und darf man die Irreführung eines Patienten schlechtheißen, wenn diese seiner Genesung zuträglich ist? Zählt nicht am Ende das Befinden des Patienten? Ganz so ist es nicht. Der Frage, ob und in welchem Rahmen Ärzte überhaupt Placebos zur Anwendung bringen dürfen, widme ich das letzte Kapitel dieses Buches. Nur so viel vorweg: In der Praxis setzen die meisten Ärzte gelegentlich auf Placebos. Doch so wie Scheinmedikamente und Scheinprozeduren nicht willkürlich zum Einsatz kommen dürfen, muss auch die Praxis unheilvoller Suggestionen überdacht werden und in den Fokus der öffentlichen Wahrnehmung treten.

Wie kann es sein, dass Mediziner Patienten massiv verunsichern und verängstigen dürfen, ohne sich dafür rechtfertigen zu müssen? Begründet wird eine »schonungslose Aufklärung« mit der Aufklärungspflicht des Arztes. Aber wie viel Aufklärung ist nötig, und wann schadet Aufklärung mehr, als sie nützt? Worte sind vermutlich das effektivste Therapeutikum, über das Mediziner verfügen. Aber Ärzte sollten sich der Macht ihrer Worte bewusst sein.

Professor Ernil Hansen bemüht sich mit seinen Arbeiten auch um eine Entschärfung der medizinischen Aufklärung. Er bezieht klar Stellung, wenn es um Nocebo-Effekte durch Aufklärung geht:

»Der Weg zur ›brutalstmöglichen‹ Aufklärung muss gestoppt werden, denn dadurch können Patienten erheblich verängstigt und geschädigt werden. Heute wissen wir, dass eine Nebenwirkung bei falscher Kommunikation auch schon durch ihre Ankündigung ausgelöst werden kann. Die medizinische Aufklärung selbst hat erhebliche Nebenwirkungen, bis dahin, dass ein verschreckter Patient eine notwendige, erfolgreiche Therapie ablehnt oder verzögert. Nicht die Aufklärung, sondern die Art der Aufklärung gehört auf den Prüfstand. Schon innerhalb des derzeitigen Rahmens gibt es zahlreiche Möglichkeiten, das Aufklärungsgespräch zu entschärfen, von der Wahl weniger traumatisierender Worte bis hin zum möglichen ausdrücklichen Verzicht des Patienten auf weitere Aufklärung. Heute sind viele Patienten eher überinformiert und bräuchten deshalb mehr Beistand und Rat. Stattdessen passiert es aber, dass der Arzt sich vorrangig um seine eigene Sicherheit kümmert und aus Angst vor einem Aufklärungsversäumnis sein ganzes Wissen über Risiken und Nebenwirkungen zusätzlich auf den Patienten lädt, statt ihm zu helfen. Der beste Schutz vor Aufklärungsschäden ist eine vertrauensvolle Beziehung zwischen Arzt und Patient. Über das Thema ›Geht medizinische Aufklärung weniger traumatisch?‹ bin ich mit Juristen einschließlich Bundesrichtern auf Medizinkongressen und Fachtagungen im Gespräch.«

Direkte Negativsuggestionen

Als Mitautor einer Veröffentlichung im *Deutschen Ärzteblatt* über »Nocebo-Phänomene in der Medizin: Bedeutung im klinischen Alltag« hat Professor Dr. Ernil Hansen beispielhafte Formulierungen aus dem Medizineralltag aufgelistet. »Da müssen Sie aufpassen, dass Sie nicht eines Tages im Rollstuhl enden.«

Mit ähnlichen Worten wurde der MS-Patient, dessen Geschichte ich am Anfang des Buches aufgeschrieben habe, auch auf sein Schicksal vorbereitet, das bis heute nicht eingetreten ist.

»Sie sind ein Risikopatient.« Dass eine solche Äußerung möglicherweise der Auslöser für ein erhöhtes gesundheitliches Risiko sein kann, habe ich einer Übersichtsarbeit von Robert Jütte entnommen. Darin schreibt Professor Jütte: »Eine amerikanische Studie brachte den statistischen Beweis, dass Personen, die davon überzeugt sind, einer bestimmten Risikogruppe anzugehören, dazu neigen, genau an diesen Leiden zu erkranken. So starben Frauen, die glaubten, sie bekämen aufgrund von Rauchen und Übergewicht bald einen Herzinfarkt, viermal häufiger an Herzbeschwerden als Frauen mit denselben Risikofaktoren, die keine derartigen Befürchtungen hegten.«

Dass übergewichtige Menschen nicht zwingend zur Gruppe der Risikopatienten gehören, denen ein möglicher Herzinfarkt, höchstwahrscheinlich ein Typ-2-Diabetes und noch wahrscheinlicher erhöhte Cholesterinwerte und Bluthochdruck prophezeit werden, zeigen neuere Studien. Das Team von Professor Norbert Stefan von der Universität Tübingen konnte bereits 2008 die Existenz der sogenannten »gutartigen« Adipositas nachweisen. Was im Deutschen etwas verunglückt klingt, hört sich in der Übersetzung aus dem Amerikanischen schon viel besser an. Dort nennt man die Gruppe Übergewichtiger, die kein erhöhtes Risiko dafür haben, typische Symptome eines Metabolischen Syndroms zu entwickeln, »Healthy Obese«, auf Deutsch »Gesunde Fettleibige« oder etwas freundlicher »Gesunde Dicke«. Etwa ein Drittel aller Übergewichtigen ist also offenkundig gesünder als so mancher schlanke Mensch. Bis vor nicht allzu langer Zeit waren die Dicken immer die Dummen, und sie waren die

»Risikopatienten« schlechthin. Es ist nicht überliefert, ob die übergewichtigen Frauen, die laut der erwähnten amerikanischen Studie einem Herzinfarkt erlagen, eher zu den gesunden oder eben doch zu den ungesunden Dicken zählten. Dass ihr Wissen um das vermeintlich erhöhte Risiko sie in den Tod getrieben haben könnte, zeigt eindrücklich, welchen enormen Einfluss Suggestionen haben können. Erinnern Sie sich noch an die Schilderungen aus Cannons Artikel über den Voodoo-Tod? Erinnern Sie sich an die Maorifrau, die starb, weil sie sich verflucht und deshalb des Todes wähnte?

In seinem Buch »Die verlorene Kunst des Heilens« spricht Prof. Dr. med. Bernard Lown, einer der renommiertesten Kardiologen seiner Zeit, unter anderem über seine Erfahrungen und Erlebnisse im Hinblick auf die zerstörerische Kraft negativer Suggestionen. In einem Beispiel erinnert er die Geschichte einer langjährigen Patienten, die an etwas starb, woran sie aus medizinischer Sicht gar nicht hätte sterben können. Lown hatte gerade seine kardiologische Fachausbildung abgeschlossen, als er »… Zeuge der katastrophalen Auswirkungen, die Worte haben können, wurde«, wie er es selbst formuliert hat. Die Patientin hatte das Pech, dass der die Visite führende Chefarzt an jenem Morgen in schlechter Verfassung und – anders, als sie es von ihm gewohnt war – äußerst kurz angebunden war. Er erklärte der um das Bett versammelten Ärzteschaft, dass es sich bei ihr um einen Fall von TS handele, eine unter Medizinern geläufige Abkürzung für eine Trikuspidalklappenstenose, eine Verengung der Herzklappe zwischen dem rechten Herzvorhof und der rechten Herzkammer. Eine solche Verengung kann u. a. zu Wasseransammlungen im Gewebe führen, was auf besagte Patientin zutraf. Nachdem alle das Zimmer verlassen hatten, äußerte die Frau gegenüber Bernard Lown, dass sie mit ihrem Ende rechne. Sie hatte die Diagnose »TS« als »Terminale Situation«

missinterpretiert, mit anderen Worten als Endstation. Lown versuchte ihr klarzumachen, dass es sich um ein Missverständnis handele. Doch die Frau war für seine Erklärungen schon nicht mehr zugänglich. Ihr Zustand verschlechterte sich zusehends. Innerhalb weniger Minuten kam es zu erheblichen Flüssigkeitsansammlungen in ihren Lungen. Alle Hilfsmaßnahmen, die daraufhin eingeleitet wurden, konnten die Frau nicht retten. Sie verstarb noch am gleichen Tag an einem Lungenödem. In seinem Buch weist Lown darauf hin, dass eine derartige Flüssigkeitsansammlung in der Lunge bei Verengung der rechten Herzklappe gar nicht typisch ist, sondern normalerweise nur infolge eines Versagens der linken Herzseite auftritt.

Die kryptische Diagnose des Chefarztes, den die Patientin schon lange kannte und auf dessen Können und Urteil sie vertraute, und das Missverständnis, das damit einherging, haben die Patientin offenkundig derart verängstigt, dass sie sich dem Tod geweiht wähnte und verstarb. Was jener Patientin widerfahren ist, wird in Fachkreisen als »Tako-Tsubo-Kardiomyopathie« bezeichnet, unter der weitestgehend Frauen zwischen 65 und 75 Jahren leiden. Das Phänomen, das zuerst in Japan beobachtet wurde, äußert sich ähnlich wie in dem von Lown beschriebenen Fall. Infolge von massiv erhöhtem Stress kann es zu einer Insuffizienz der linken Herzseite kommen, die wiederum ein Lungenödem nach sich zieht. Lowns Patientin hatte sich aufgrund der ungeschickten Diagnose darauf eingestellt, sterben zu müssen. Der existentielle Stress, in den sie aufgrund dieser Annahme geraten ist, hat möglicherweise zum Versagen der linken Herzhälfte geführt und zur Wasseransammlung in ihrer Lunge.

Zwar handelte es sich in dem von Lown wiedergegebenen Vorfall nicht um eine direkte Negativsuggestion, sondern eher um eine verunglückte Verkürzung. Aber das Beispiel zeigt einmal mehr, welche Umsicht das Gespräch mit dem Patienten erfordert. Wer den von Bernard Lown geschilderten Fall in voller Länge nachlesen möchte, findet diesen auf S. 87 ff. der Taschenbuchversion. Den Titel selbst finden Sie im Anhang dieses Buches in einer Literaturempfehlung. Nun sind all diese Beispiele insofern extrem, als sie mit dem schlimmsten in Frage kommenden Ausgang einer Behandlung enden, dem Tod. Aber es reicht auch schon, wenn der Allgemeinzustand eines Patienten durch Negativsuggestionen beeinträchtigt wird. Suggestionen können unterschiedlichste gesundheitlich relevante Parameter beeinflussen. So kann sich nach einem chirurgischen Eingriff die Wundheilung verzögern, oder Patienten brauchen einfach länger, um wieder auf die Beine zu kommen. Auch Stress und Angstzustände können die Folge negativer Suggestionen sein, die wiederum Schlafstörungen, Verdauungsprobleme oder eine verstärkte Schmerzwahrnehmung mit sich bringen können. Doch Suggestionen sind keine Einbahnstraße. Sie können ebenso gut positiv formuliert werden und so zum Wohle der Patienten gereichen. Für den Einstieg in das Kapitel, dem ich den Fall jener an »TS« erkrankten Frau entnommen habe, formulierte Professor Bernhard Lown: »Worte sind das mächtigste Werkzeug, über das ein Arzt verfügt. Worte können allerdings – wie ein zweischneidiges Schwert – sowohl tief verletzen als auch heilen.«

Positive Suggestionen

Dass Worte einen heilsamen therapeutischen Effekt haben können, wurde in zahlreichen Studien gezeigt. Placebo-Effekte werden unter anderem durch positive Suggestionen erzielt. Solche Suggestionen haben das Potential, bei Patienten eine positive Erwartungshaltung im Hinblick auf den Ausgang einer Operation, einer Therapie oder ganz allgemein auf den Verlauf einer Erkrankung zu erzeugen.

Die Ankündigung, dass ein Medikament Schmerzen lindert, kann tatsächlich dazu führen, dass die Schmerzen abklingen. Je einfühlsamer ein Arzt dabei auf seinen Patienten eingeht, desto größer wird der potentielle Nutzen – im konkreten Beispiel die Schmerzreduktion – vermutlich ausfallen. Die Geschichte jenes Arztes, der zusammen mit seinem Patienten für ein Abklingen der Schmerzen gebetet hat, ist ein gutes Beispiel dafür, wie Ärzte das, was einen Menschen ausmacht, was er an Überzeugungen, Gefühlslagen und persönlichen Erfahrungen mitbringt, nutzen können. Wenn ein schwerkranker Patient beispielsweise Angst hat, das Weihnachtsfest nicht mehr zu erleben, kann es hilfreich sein, mit ihm über die letzten Weihnachtsfeiertage zu sprechen und davon, wie wohl er sich im Kreis seiner Familie gefühlt hat. Kommt der Patient auf die glücklichen Augen seiner Enkelkinder zu sprechen und wie sie beim Auspacken der Geschenke über das ganze Gesicht gestrahlt haben, dann könnte man das Gespräch in Richtung Zukunft, in Richtung Leben lenken. »Was schenken Sie Ihren Enkelkindern dieses Jahr?«, könnte man fragen oder: »Welchen Festtagsbraten wünschen Sie sich von Ihrer Frau?« Man könnte den Mann allmählich dazu bringen, eine Vision von seiner Zukunft zu entwickeln: Je konkreter und sinnlicher der Mann sich das Weihnachtsfest vorstellt, desto mehr treten seine Ängste vor dem Sterben in den Hintergrund. Dass solche Suggestionen kein Garant für eine Lebenszeitverlängerung oder gar eine Heilung sind, ist unbestritten. Doch so wie Worte tief verletzen oder auch heilen können, kann Angst zerstörerisch wirken und Hoffnung heilend.

Die Beispiele aus Cannons Artikel über den Voodoo-Tod zeigen eindrücklich, welche zerstörerische Kraft angstauslösende Suggestionen entfalten können.

Die Geschichte des Missionarshelfers Rob zeigt aber auch, dass Hoffnung heilen kann. Sobald der Fluch des Medizinmanns und damit die Angst vor dem unausweichlichen Tod gebannt waren, blühte Rob regelrecht auf und war bald wieder der Alte, gesund und bei vollen Kräften. Auch die Geschichte Derek Adams, der sich mit vermeintlich wirksamen Antidepressiva das Leben nehmen wollte und daraufhin die schlimmsten Symptome entwickelte, der sich jedoch erholte, als man ihn davon überzeugt hatte, dass er gar nicht sterben könne, weil die Pillen keinen Wirkstoff enthielten, zeigt, welches Heilungspotential positive Suggestionen entfalten können.

Unser alter Dorfarzt pflegte bei allem, was weh tat und obendrein gefährlich aussah, zu sagen: »Eh du Großmutter bist, ist alles wieder heile.« Das mit der Großmutter habe ich als Knirps natürlich nicht verstanden, aber die Botschaft ist dennoch angekommen. Was anderes ist es als eine positive Suggestion, wenn man den Finger eines kleinen Kindes, den es sich eingeklemmt hat und der furchtbar weh tut, behutsam in die Hand nimmt und sagt: »Oh, da pusten wir jetzt dreimal und dann ist das Aua weg.« Das Pusten als Akt der Erleichterung dürfte glatt als minimale Placebo-Behandlung durchgehen. Die Medizingeschichte ist voll von solchen Beispielen, von an sich wirkungslosen Prozeduren, die in Begleitung wohlmeinender und wohlformulierter Worte heilsam wirken. Wenn Angst ein schlechter Ratgeber ist, können Maßnahmen, die Angst nehmen und Hoffnung schüren, ein guter Ratgeber sein. Da Patienten häufig hoch suggestibel sind und tendenziell eher in Bildern als rational denken, kann man ihnen dabei helfen, sich an Bilder aus einer Zeit, in der sie gesund oder symptomfrei waren, zu erinnern. Wir Menschen scheinen über eine Art inneres Archiv zu verfügen, in dem der Zustand der Gesundheit in Verbindung mit Gefühlen, Erlebnissen und Erfahrungen abgespeichert ist.

Professor Ernil Hansen verweist auch auf die äußeren Eindrücke, die mitunter so angsteinflößend sein können, dass sie die selbstregulatorischen Fähigkeiten eines Patienten, zu entspannen und zu gesunden, herabsetzen können. Die Atmosphäre in einem Operationssaal ist alles andere als harmonisch. Das hat natürlich gute Gründe. Kacheln und Edelstahl sind nun einmal besser zu reinigen als bunte Tapeten und Teppiche. Und in einem OP-Saal ist Hygiene nun mal eine wesentliche Voraussetzung dafür, dass die dort vorgenommenen Eingriffe einen Heilungsprozess nach sich ziehen und nicht mit einer Wundinfektion enden. Die vielen Kabel und Monitore, die ständig piepen und andere unangenehme Geräusche produzieren, dazu die vermummten Ärzte und Pfleger können angsteinflößend und verunsichernd wirken. Jede Suggestion, die den Patienten Angst vor dem Eingriff nimmt und Vertrauen in das Team und in die Umgebung schafft, kann die postoperative Erholung und die Wundheilung befördern. Wenn man einen Patienten davon überzeugen kann, dass alles um ihn herum einzig und allein seiner Sicherheit und dem Ziel seiner baldigen Genesung geschuldet ist, wenn man es schafft, die an sich nüchterne Situation menschlich erscheinen zu lassen, so dass der Patient am Ende froh über die Apparaturen und die Schutzkleidung des medizinischen Personals ist, ist viel gewonnen – für den Patienten und für die OP-Mannschaft. Angst nehmen, nicht Angst machen, lautet die Devise! Das gilt auch für hausgemachte Ängste, die viele Menschen umtreiben und die sie überhaupt erst in die Praxen ihrer Ärzte führen.

Wie ich wieder schlafen lernte

Vor gut vierzehn Jahren litt auch ich unter einem unerwünschten Wachphänomen. Allerdings war ich nicht narko-
tisiert, sondern, ganz im Gegenteil, hellwach, und das Nacht
für Nacht. Ich kann nicht mehr exakt rekapitulieren, was
mich anfänglich um den Schlaf gebracht hat. Aber ich glaube,
es war eine gehörige Portion Stress im Spiel. Meine damalige
Lebenssituation war nicht gerade das, was man gemeinhin als
zufriedenstellend bezeichnet. Vermutlich habe ich eine ganze
Reihe unbewältigter Probleme mit ins Bett genommen, und
die haben mich dann mehr oder weniger wach gehalten. Damit befand ich mich in bester Gesellschaft. Prof. Dr. Jürgen
Zulley, einer der renommiertesten Schlafforscher unseres
Landes, beziffert die Zahl der von Schlaflosigkeit geplagten
Deutschen auf fünf Millionen. Nun kann es immer mal vorkommen, dass man in einer Nacht nicht gut schläft, weil man
erkältet ist oder einfach viel um die Ohren hat und grübelnd
im Bett liegt. Das ist nichts Außergewöhnliches und stellt
noch keine Schlafstörung dar.

So ist es auch völlig normal, dass man nachts aufwacht.
Laut Professor Zulley wacht der Durchschnittsmensch bis
zu 28 Mal pro Nacht auf. Normalerweise merkt man das
nicht und kann sich vor allem am nächsten Morgen nicht daran erinnern. Man dreht sich auf die andere Seite und schläft
einfach weiter. Selbst wenn man zur Toilette geht oder Durst
verspürt und einen Schluck Wasser trinkt, kann man in der
Regel sofort wieder einschlafen. Problematisch wird es erst
dann, wenn sich der Kopf einschaltet und das Räderwerk der
Gedanken anfängt heißzulaufen. Ich hatte mehrmals Gelegenheit, mit Professor Zulley über das Phänomen der
Schlaflosigkeit im Allgemeinen und meine durchwachten
Nächte im Besonderen zu reden. Seine Erklärungen waren

für mich absolut nachvollziehbar, hatte ich es doch genau wie von ihm beschrieben erlebt. Dass ich eine Zeit nicht gut schlief, war nicht mein Problem. Dazu wurde es erst, als ich begann, mich darüber zu ärgern. Indem ich meine Aufmerksamkeit darauf lenkte, nicht schlafen zu können, hielt ich mich erst recht wach. Sie sehen schon: Auch bei diesem simplen und vermutlich weit verbreiteten Problem sind Gedanken im Spiel; und zwar keine positiven, so viel steht schon mal fest.

Ich habe mich seinerzeit regelrecht unter Druck gesetzt, weil ich unbedingt schlafen wollte. Irgendwann war es keine Frage des Wollens mehr, sondern eine schlichte Notwendigkeit. Rückblickend frage ich mich, wie ich mein Tagwerk damals bewältigen konnte, so müde und abgeschlagen, wie ich war. Professor Zulley erklärte mir im Nachhinein, dass der Zwang, den man sich selbst auferlegt, unbedingt schlafen zu müssen, purer Stress ist. Entsprechend viele Stresshormone zirkulieren im Blut und sorgen dafür, dass man schön wach bleibt; das ist schließlich ihre Aufgabe. Irgendwann war ich vollends in der Falle. Abend für Abend befürchtete ich das Gleiche. Schon während des Zähneputzens orakelte ich, ob ich wohl diese Nacht schlafen oder wieder wachliegen würde. Normalerweise schläft man, wenn man müde ist. Aber wenn man erwartet, nicht schlafen zu können, schläft man eben nicht, egal wie schwer die Augen sind. Es ist die sich selbst erfüllende Prophezeiung, über die ich schon im Zusammenhang mit herbeigeredeten Krankheiten gesprochen habe. Meine Erwartung war darauf ausgerichtet, nicht schlafen zu können. Und so kam es, wie es kommen musste. Potenziert wurde das Dilemma noch dadurch, dass meine Erwartung von Angst begleitet war. Ich fürchtete, nicht schlafen zu können; mit einem Wort: Ich hatte Angst vor der Angst. Ich weiß nicht genau, wie viele Monate ich in diesem

Teufelskreis gefangen war. Irgendwann geriet mein Immunsystem derart aus den Fugen, dass ein Infekt den nächsten ablöste. Ohne Schlaf keine Immunabwehr; auch das hat mir Professor Zulley auseinandergelegt. Zudem hinterließ der Stress, den der chronische Schlafentzug mit sich brachte, deutliche Male. Meine Haut reagierte mit Neurodermitis-ähnlichen Ausschlägen. Da ich mein Lebtag weder unter Allergien noch unter Hautirritationen gelitten hatte, begriff ich die roten Flecken als deutlichen Schuss vor den Bug. Ich wusste, jetzt muss etwas geschehen, bevor mein Körper mit weniger gut sichtbaren Krankheiten reagiert.

Ich suchte einen Arzt auf, der sich ausnehmend viel Zeit nahm und den Schilderungen meiner Schlaflosigkeit wirklich folgte. Ich erzählte ihm von meiner Befürchtung, am Abend dieses Tages wieder nicht schlafen zu können. Da sagte er in etwa Folgendes: »Wie kommen Sie darauf? Nur weil Sie in den letzten Monaten schlecht geschlafen haben, heißt das doch noch lange nicht, dass das so weitergehen muss. So müde, wie Sie hier vor mir sitzen, schlafen Sie heute Abend wie ein Baby. Glauben Sie mir: Sie haben die Augen noch nicht zugetan, da sind Sie auch schon weggeschlummert.« Dann unterbreitete er mir den Vorschlag einer Aromaölmassage. Er erklärte mir, dass sowohl die Massage als auch das Öl entspannend wirken und dass ich so auf jeden Fall durchschlafen könne. Entspannt war ich danach; so viel steht fest. Dass die Massage und das duftende Öl mich in den Schlaf gewiegt und dafür gesorgt haben, dass ich in der darauffolgenden Nacht tatsächlich ein- und durchschlief, wage ich im Nachhinein zu bezweifeln.

Ich vermute, dass der Arzt um die Kraft positiver Suggestionen wusste und nicht zum ersten Mal davon Gebrauch gemacht hatte. Und weil ich mich damals in einer ziemlich desaströsen Situation befand und mich an jeden Strohhalm klammerte, der mir gereicht wurde, fielen seine Versicherungen auf fruchtbaren Boden. Ich verließ seine Praxis in der festen Überzeugung, am Abend dieses Tages einschlafen zu können. Und so kam es, wie es kommen musste. Mit einem einzigen Gespräch und mit einer gehörigen Portion Einfühlungsvermögen hat dieser Mann mich in die Lage versetzt, wieder selbstbestimmt zu leben und mich nicht mehr von Angst und negativen Erwartungen in die Schlaflosigkeit zwingen zu lassen. Nachdem ich das erste Mal durchgeschlafen hatte, wusste ich, dass ich den Teufelskreis durchbrochen hatte. Die juckenden Hautausschläge verblassten bald und kehrten nie zurück. Nun liegt das alles schon eine ganze Weile zurück, und es gab seither mehr als eine Nacht, in der ich mich von einer Seite auf die andere gewälzt und vergeblich Schäfchen gezählt habe. Mit anderen Worten: Das Problem war nicht gänzlich aus der Welt.

Ich durchlebe noch immer Phasen, die mit erhöhtem Stress einhergehen, den ich leider nicht immer im Griff habe. Vor allem, wenn ich mich kurz vor dem Zubettgehen über irgendeine Nichtigkeit aufrege und meinen Puls noch mal so richtig hochpeitsche, rächt sich das; wenn es dumm läuft, eine ganze Nacht lang. Obwohl ich die Mechanismen meiner Schlaflosigkeit einigermaßen durchschaue, tappe ich immer mal wieder in die alte Falle und ärgere mich über meine ungewollten Wachphänomene. Aber ich gerate nicht mehr in den alten Teufelskreis. Wenn sich schlaflose Nächte häufen, ziehe ich rechtzeitig die Reißleine und tue das, was der Arzt seinerzeit gemacht hat: Ich überzeuge mich davon, dass ich schlafen werde. Nun fragen Sie sich möglicherweise, was das alles mit dem Placebo-Effekt zu tun hat. Schließlich haben Sie keinen Ratgeber aus der Rubrik »Schlafen Sie gut!« erworben, sondern wollen wissen, was es mit dem Prinzip Placebo auf sich hat. Nun, mit seiner positiven und vor allem überzeugenden Suggestion hat der Arzt seinerzeit eine Erwartung bei mir ausgelöst, nämlich die, schlafen zu können. Schlaflosigkeit ist zwar keine Krankheit, aber es ist eine Störung, die Krankheiten nach sich ziehen kann. Der Arzt hätte mir auch ein natürliches Schlafmittel verordnen können, etwa Baldrian-, Lavendel- oder Hopfentee. Von diesen Kräutern ist bekannt, dass sie leichte Schlafstörungen beheben können. Nur hatte ich zu dem Zeitpunkt, da ich ihn aufsuchte, schon alle legal verfügbaren Drogen ausprobiert, ohne dass sie mir halfen. Mein Problem bestand ja eben nicht in der Schlafstörung an sich, sondern in der Angst und der damit einhergehenden Erwartung, nicht schlafen zu können.

So wie ein Voodoo-Priester seine Stammesmitglieder in die schlimmsten Ausnahmezustände versetzen kann, wenn er seinen Bann über sie verhängt, hat der Arzt mich mit seiner Überzeugungskraft aus einem schlimmen Ausnahmezustand befreit. Die Massage und das Aromaöl waren im Grunde genommen eine kleine Placebo-Behandlung. Auch wenn Massagen entspannen und Aromaöle beruhigend wirken, so haben sie allein noch nicht das Zeug, Schlafstörungen zu beheben. Zusammen mit der Suggestion vollbrachten sie ein kleines Wunder. Vergleichbar mit dem Zitat von Bernard Lown, sagte mir Prof. Dr. Walter Zieglgänsberger, der in München als Schmerz- und Suchtforscher arbeitet, unlängst: »Worte sind das wirkstärkste Pharmakon, über das wir verfügen.«

Wir können davon ausgehen, dass die Wirkung eines jeden Arzneimittels und einer jeden Behandlung durch entsprechende Suggestionen und durch die empathische Haltung der Ärzte gesteigert werden kann – zum Wohle der Patienten; so wie negative Suggestionen und ein nüchternes und unterkühltes Arzt-Patient-Verhältnis die Wirkung abschwächen oder gar zunichtemachen können. Damit wird noch einmal ganz deutlich, über welches Potential Ärzte verfügen.

Um dieses Potential der verbalen Heilkunst zu fördern, gibt Professor Hansen sein Wissen über die Macht der Worte weiter. Er kritisiert nicht einfach nur grassierende Missstände, sondern er trägt aktiv dazu bei, dass Mediziner einen bewussten Umgang in der Kommunikation mit Patienten erlernen und allmählich umdenken. Mit seinen Aufklärungskursen richtet er sich an Heilende und Pflegende aus dem gesamten medizinischen Spektrum, an Pflegekräfte und Sanitäter, Studenten der Medizin sowie der Zahnmedizin, an Assistenzärzte sowie die Teams ganzer Stationen und Abteilungen von Krankenhäusern. Aus seiner Sicht gehört das Wissen um Placebo- und Nocebo-Phänomene eindeutig in die medizinische Ausbildung. Er sagt: »Gerade bei jungen Menschen stößt dieses Thema auf reges Interesse.«

Auch ihm ist klar, dass unser Gesundheitssystem sich dahingehend verändern muss, dass mehr Zeit für das Gespräch mit dem Patienten eingeräumt und diese Zeit auch entsprechend honoriert wird. Allerdings darf man nicht die Hände in den Schoß legen und warten, bis die Politik die Weichen für eine neue Gesprächskultur in der Medizin stellt. Deshalb appelliert Hansen an verantwortungsbewusste Mediziner, nicht darüber zu klagen, die »Sprechzeit« sei zu gering honoriert, sondern die vorhandene Zeit für eine bessere und den Patienten unterstützende Kommunikation zu nutzen.

Vertrauen befeuert Placebo-Effekte

Ich habe schon mehrfach darauf hingewiesen, dass ein gutes und auf Vertrauen basierendes Verhältnis zwischen Therapeut und Patient maßgeblich für den Erfolg einer Behandlung und in diesem Sinne ein Katalysator für den Placebo-Effekt sein kann. Wie immens dieser Einfluss ist, konnte in einem interessanten Experiment dargestellt werden. Dazu wurden an der Universität Hamburg 80 gesunde männliche Probanden angeworben. Die Freiwilligen wurden in zwei Gruppen eingeteilt. 40 Teilnehmern wurde mit Hilfe eines Nasensprays das Hormon Oxytocin verabreicht, während die Probanden der Kontrollgruppe ein Nasenspray mit Kochsalzlösung erhielten.

45 Minuten später wurden den Teilnehmern an zwei Stellen ihres Unterarms zwei unterschiedliche Salben aufgetragen. Der betreuende Arzt erklärte den Teilnehmern, dass eine Salbe Schmerzen lindern könne, während die andere Salbe unwirksam sei. In Wirklichkeit enthielten beide Salben keinen analgetischen Wirkstoff. Dann wurden die zuvor mit den Salben bestrichenen Armflächen einem Hitzereiz ausgesetzt. Die Hitzeeinwirkung dauerte jeweils 20 Sekunden. Danach beurteilten die Probanden anhand einer Skala, wie stark sie den Schmerz infolge des Hitzereizes empfanden. Dann hatten sie 40 Sekunden Ruhe, bevor der nächste Reiz gesetzt wurde. Die Auswertung des Experiments ergab Erstaunliches.

Obgleich in beiden Studienarmen – also der mit Oxytocin und der mit Kochsalzlösung vorbehandelten Gruppe – sowie an beiden Armflächen der gleiche Hitzereiz ausgelöst wurde, gaben alle Teilnehmer an, an der Stelle, die mit der als wirksam deklarierten Salbe behandelt wurde, weniger Schmerzen empfunden zu haben als an der Stelle, auf die zuvor die unwirksame Salbe aufgetragen wurde. Dieses Ergebnis belegt zunächst ein weiteres Mal den Einfluss der Erwartung auf die eintretende Schmerzreduktion. Denn eigentlich hätten die Teilnehmer an beiden Armstellen den gleichen Schmerz empfinden müssen, schließlich waren beide Salben unwirksam.

Aber das Experiment hat noch ein ganz anderes Ergebnis zutage gefördert. In der Gruppe, die zuvor mit Oxytocin behandelt wurde, konnte die Schmerzempfindung deutlich stärker reduziert werden als in der Kontrollgruppe, nämlich fast doppelt so stark. Was hat es mit dem Oxytocin auf sich? Das landläufig als Kuschel-, Bindungs- oder Treuehormon bezeichnete Neuropeptid steuert unter anderem den Milchfluss einer stillenden Mutter und stärkt die Bindung zu ihrem Baby. Doch es fördert nicht nur die Beziehung zwischen Mutter und Kind. Es scheint grundsätzlich vertrauensbildend zu wirken und das empathische Empfinden gegenüber anderen Menschen zu steigern. Daher vermuten die Wissenschaftler, dass Oxytocin bei den Probanden, die damit behandelt wurden, dazu geführt haben könnte, dass sie ein besseres Verhältnis zum prüfenden Arzt aufbauen konnten und daher größeres Vertrauen in ihn und seine Worte setzten. So konnte der durch das Scheinmedikament erzielte Placebo-Effekt noch einmal deutlich verstärkt werden. Aktuell wird ein ähnliches Projekt an der LMU München vorbereitet, in dem überprüft werden soll, ob Oxytocin den Placebo-Effekt auf Übelkeit verstärkt.

Nun sind Worte unstrittig ein starkes, in manchen Situationen vielleicht sogar das stärkste Heilmittel, über das Mediziner verfügen. Aber es nützt wenig, wenn Ärzte sich lediglich in der Kunst der rechten Wortwahl üben und negative

Suggestionen aus ihrem Sprachgebrauch ausmustern. Es geht um die grundsätzliche Haltung, die Mediziner gegenüber Patienten an den Tag legen. Patienten sind Menschen, die Hilfe brauchen. Manche kommen mit schweren Erkrankungen, manche sind einsam und brauchen einfach nur ein gutes Wort mit auf den Weg. Patienten spüren sehr genau, ob der ihnen gegenübersitzende Arzt sich für ihr Problem interessiert oder nicht. Und sie erwarten zu Recht, dass ihnen die Aufmerksamkeit zuteilwird, die sie nun einmal brauchen.

Auf ein Wort

Laut einem Report der BARMER GEK Krankenkasse aus dem Jahr 2010 verzeichneten in Deutschland niedergelassene Ärzte 2007 durchschnittlich 10 735 Patientenkontakte. Pro Tag sahen die Mediziner im Schnitt 45 Patienten. Die Zeit, die sie für jeden einzelnen Patienten aufwenden konnten, bezifferten die Autoren des Reports mit 8 Minuten. Dies ist ein Mittelwert. Es gibt sicher Gespräche und Behandlungen, die länger dauern, während das bloße Ausstellen eines Rezepts weniger Zeit beansprucht. Auch die mit 45 bezifferten Patientenkontakte pro Tag sind lediglich ein Mittelwert. Ein mit mir befreundeter Hals-Nasen-Ohren-Arzt, der viele Jahre eine gutgehende Praxis in der Münchner Innenstadt hatte, bestätigte diese Zahl als »absolut realistisch«. Er wies mich jedoch darauf hin, dass Landärzte, vor allem, wenn es sich um Fachärzte handelt, mitunter deutlich mehr Menschen behandeln. Mein Freund hatte insofern eine gute Vergleichsmöglichkeit, als sein Bruder in der tiefsten niederbayerischen Provinz eine Praxis hatte und ihm bisweilen von seinen langen Behandlungstagen erzählte, die um einiges länger waren als die meines Freundes. Dieses Ungleichgewicht ist zu guten

Teilen auf die schlechtere Facharztversorgung in ländlichen Regionen zurückzuführen, wo ein Facharzt für deutlich mehr Patienten zuständig ist als in großen Städten wie München. Deren Einwohner können unter vielen »Anbietern« auswählen.

Ich habe auch mit meinem Hausarzt über »seine durchschnittlichen Patientenkontakte« gesprochen. Seit ich zu ihm gehe, hatte ich noch nicht *ein Mal* das Gefühl, er habe keine Zeit für mich oder sei gestresst. Allerdings habe ich auch noch nie auf die Uhr geschaut, um zu überprüfen, wie viel Zeit er sich für mich oder andere Patienten nimmt, die vor mir an der Reihe sind. Mein Hausarzt drückt auch nicht auf den Knopf und ruft ins Mikrofon: »Frau Maly-Samiralow bitte!« Obgleich er von zwei Sprechstundenhilfen unterstützt wird, kommt er persönlich ins Wartezimmer und holt mich dort ab. Er begrüßt mich (und jeden anderen Patienten) mit Handschlag. Nachdem er mich eingeladen hat, ihm gegenüber Platz zu nehmen, fragt er mich erst einmal, wie es mir geht. Diese Frage bezieht sich jedoch nicht auf meinen Gesundheitszustand, sondern auf mein Allgemeinbefinden. So wie man einen alten Bekannten fragt, den man lange nicht gesehen hat, erkundigt sich mein Hausarzt, wie es um mich und meine aktuelle Lebenssituation bestellt ist.

Irgendwann kommen wir auf den Grund meines Besuchs zu sprechen. Je nachdem, welche Beschwerden mich plagen, hört er mich ab, schaut mir in den Hals, nimmt Blut ab oder macht ein Ultraschallbild von meinem Bauch. Schließlich schauen wir ja zweimal im Jahr nach meiner Galle und ihren Polypen. Solange ich ihn konsultiere, kann ich mich an keinen einzigen Besuch erinnern, den ich als ernüchternd erlebt hätte, weil er mir – soweit ich mich erinnere – noch immer geholfen und mein Problem behoben hat. Wenn er selbst nicht weiterwusste, schickte er mich zu einem Facharzt, von dem er annahm, dass er bei der jeweiligen Krankheit kompetenter ist als er selbst. Mein Hausarzt ist kein Mediziner vom alten Schlag, so wie unser Dorfarzt Doktor Pfeifer es war, der seine Patienten schon mal anherrschte, wenn sie seine Anordnungen nicht befolgen wollten und trotz verordneter Bettruhe auf dem Kartoffelacker zu Gange waren. Mein Hausarzt verordnet seinen Patienten auch keine Placebos, wie er mir versicherte. Das Höchste, wozu er sich hinreißen lässt, sind Vitaminpräparate zur Stärkung der Immunabwehr.

Und doch fühle ich mich bei ihm ebenso gut aufgehoben wie seinerzeit bei Dr. Pfeifer. Wenn ich meinen Hausarzt aufsuche, ist er da und hört mir zu. Er vermittelt mir das Gefühl, alle Zeit der Welt zu haben, obwohl er die ganz sicher nicht hat, denn im Wartezimmer sitzen schon die nächsten Patienten. Wenn das Telefon klingelt, lässt er es klingeln. Wenn er mit mir spricht, schaut er mich an und klebt nicht mit seinen Augen auf dem Monitor seines Computers. Mein Hausarzt hat mich noch nie verunsichert oder mir Angst eingejagt. Er beantwortet all meine Fragen und ist sich nicht zu schade zuzugeben, wenn er etwas nicht weiß. So, und nun raten Sie einmal, wie viele Patientenkontakte mein Hausarzt an einem durchschnittlichen Praxistag hat? Na, was meinen Sie? 30! Das ist eine ganze Ecke weniger als 45, genau genommen behandelt er ein Drittel weniger Patienten als der bundesdeutsche Durchschnittsmediziner.

Entsprechend mehr Zeit hat mein Hausarzt für seine Kranken. Er sagte mir, dass er 15 Minuten pro Patient einplant. Ich schaue immer noch nicht auf die Uhr, wenn ich zu ihm gehe, aber das mit den 15 Minuten könnte hinkommen. In einer Viertelstunde kann man viel besprechen, geraderücken, aufmuntern, Trost spenden und nachhaken, kann man Patienten von der Dringlichkeit und Wichtigkeit einer Therapie überzeugen und ihnen den ein oder anderen Tipp mit auf den Weg geben. Täte mein Hausarzt all das nicht, wäre ich schon lange nicht mehr seine Patientin.

Nun hatte ich bis auf ein paar wenige Ausnahmen das Glück, bisher an Ärzte zu geraten, bei denen ich mich gut aufgehoben und von denen ich mich gut beraten und behandelt fühlte. Ein Arzt, der mir den Händedruck zur Begrüßung verweigert und stattdessen mit der Hand auf den Stuhl zeigt, den er mir zuweist, ist kein Arzt, zu dem ich ein zweites Mal gehen würde, unabhängig von seiner fachlichen Kompetenz.

(Das gilt ausdrücklich nicht für Krankenhausärzte, die beispielsweise im Rahmen einer Visite viele Patienten sehen. Würden sie jedem Kranken die Hand geben, könnte es zur Übertragung von Keimen kommen. Dann würde so ein wohlgemeinter Händedruck mehr Schaden anrichten als nutzen. Doch ich spreche hier von niedergelassenen Ärzten, die sich hoffentlich nach jedem Patientenkontakt die Hände waschen.)

Und doch gibt es solche Mediziner, die sich hinter ihrem Schreibtisch verschanzen und den direkten Kontakt mit dem Patienten scheuen, den Körperkontakt wie auch den Augenkontakt. Was erhofft ein Arzt in Erfahrung zu bringen, wenn er seinem Patienten das Wort abschneidet und ihn nicht ausreden lässt? Ist er sich darüber im Klaren, welches Signal er damit aussendet? Letztlich gibt er damit zu verstehen, dass er keine Zeit hat und dass die Auskünfte des Patienten nicht von Interesse sind. Welcher Mensch wird nach einer solchen Zurückweisung noch willens und in der Lage sein, sich zu öffnen und etwas von sich preiszugeben? Ich weiß es nicht. Ich weiß nur, dass ich mich in Schweigen hüllen und meine Probleme für mich behalten würde.

Eine Erkrankung ist ja ein recht intimes Geschehen, und manch einen kostet es Überwindung, über seine Beschwerden zu sprechen. Ich spreche hier nicht von Schnupfen oder Heiserkeit. Betrachten wir mal ein recht verbreitetes Krankheitsbild, unter dem so viele Menschen leiden, dass der ein oder andere Leser sich möglicherweise in den folgenden Schilderungen wiederfindet. Das Reizdarmsyndrom ist eine schmerzhafte und äußerst unangenehme Erkrankung. Die Betroffenen leiden unter Völlegefühl, haben mitunter schreckliche Blähungen und reagieren auf unterschiedlichste Speisen mit Durchfall. Die Symptome variieren. Das Vertrackte an dieser Erkrankung ist, dass es keine allgemeingültige Behandlung gibt, weil der Darm eines jeden Menschen unterschiedlich stark mit Bakterien besiedelt ist, die je nach Population und Stärke entsprechende Symptome hervorrufen können. Wer unter dem Reizdarmsyndrom leidet, muss mitunter auf bestimmte Nahrungsmittel verzichten, weil diese seine Beschwerden verstärken. Blähende Gemüse und Hülsenfrüchte sind für viele Betroffene tabu. Manch einer reagiert auf stärkehaltige Lebensmittel, ein anderer auf bestimmte Obstsorten. Das Ganze ist eine ziemlich unangenehme Angelegenheit, weil die unter dem Reizdarmsyndrom Leidenden nicht nur Schmerzen ertragen, sondern weil die Symptome auch Schamgefühle hervorrufen können. Den allermeisten Menschen ist es vermutlich peinlich, wenn sie nach jedem Essen pupsen müssen. Dass man es in anderen Ländern eher mit Götz von Berlichingen hält und den Winden unbeachtet freien Lauf lässt, hilft den deutschen Reizdarmpatienten in ihrer vermaledeiten Situation nicht weiter.

Nehmen wir einmal an, ein solchermaßen geplagter Mensch sucht einen Gastroenterologen auf, in der Hoffnung, dieser könne ihm helfen. Nach seinen Beschwerden befragt, der Häufigkeit und Konsistenz des Stuhlgangs sowie der Stärke der Blähungen, ringt der Patient nach den richtigen Worten und braucht einfach ein bisschen Zeit, um sich und seine Durchfälle zu offenbaren. Da wird es dem Spezialisten für Magen- und Darmerkrankungen zu bunt und er hakt nach: »… ja ist der Stuhl eher flüssig oder breiig?« Und weil es dem Patienten gar so peinlich ist, herrscht er ihn an: »Sie werden doch wohl wissen, wie Ihr Stuhl aussieht!« Tja, wer neigt schon zu poetischen Ergüssen, wenn es um Farbe und Form seiner Exkremente geht?

Der Arzt müsste es eigentlich erkennen, wenn ein Patient seine rechte Not mit der Beschreibung solcher Symptome hat. Und weil der Mediziner vermutlich auch nicht recht viel mehr als 8 Minuten für den Patienten einkalkuliert hat, versucht er, die Anamnese zu beschleunigen, was man ihm nicht verdenken kann. Doch was passiert: Der Patient verstockt und »macht zu«. Ohne dies beabsichtigt zu haben, hat der Gastroenterologe ihn gedemütigt und verschreckt. Abgesehen davon, dass der Arzt nicht mehr allzu viel aus dem Mann herausbekommen wird und so wertvolle Informationen einbüßt, die für die Diagnose und die Therapie wichtig und wertvoll sind, ist fraglich, ob der Patient die verordneten Medikamente einnimmt, und wenn ja, welche Wirkung sie zeitigen. Menschen haben feine Antennen, kranke Menschen, die Not leiden, erst recht. Man spürt, wenn das Gegenüber nur halb bei der Sache ist, und man spürt auch, wenn das Gegenüber einen so schnell wie möglich wieder vor die Tür wünscht.

Ein gehetzter Arzt kann kein guter Arzt sein. Und einem gehetzten Arzt vertraut man sich nicht an. Dr. Marianowicz, ein in München praktizierender Orthopäde, pflegt in diesem Zusammenhang zu sagen: »Die Diagnose erzählt dir der Patient, wenn du ihn reden lässt und ihm die richtigen Fragen stellst.«

Wie viele Fehldiagnosen werden wohl gestellt, weil Ärzte nicht zuhören?

Zu Beginn dieses Buches habe ich geschildert, wie es dazu

kam, dass ich damals den Hausarzt gewechselt habe. Den Drehschwindel, den mein ehemaliger Hausarzt mit einer Cortisoninfusion zu kurieren gedachte, weil er eine Entzündung im Gehirn vermutete, hatten vor ihm mehrere andere Ärzte ebenfalls falsch beziehungsweise überhaupt nicht diagnostiziert. Bevor ich mich bei meinem Hausarzt vorstellte, wurde ich von einer wohlmeinend und vorsichtig agierenden Ärztin in die Notaufnahme eines Münchner Krankenhauses eingewiesen. Auch ihr hatte ich von meinen Nacken- und Schulterbeschwerden erzählt, von denen ich glaubte, dass sie die Wurzel des Übels sein könnten. Doch die Frau tippte auf ein Aneurysma im Gehirn. Und weil so ein Aneurysma jederzeit platzen kann, tat sie das aus ihrer Sicht Richtige und wies mich in die Klinik ein. Im Krankenhaus wurde ich von drei verschiedenen Spezialisten untersucht. Jedem dieser Fachleute erzählte ich von meinen Nackenbeschwerden, und jeden weihte ich in meine laienhafte Vermutung ein, ob nicht ein eingeklemmter Nerv die Ursache der Nackenschmerzen, aber auch des Drehschwindels sein könnte. Doch keiner der gestressten Fachleute interessierte sich für meine Auskünfte und meine Eigendiagnose.

Stattdessen wurde eine Computertomographie von meinem Kopf gemacht. Und weil die Daten keinen Hinweis auf die Ursache des Drehschwindels ergaben, beraumte der zuständige Arzt für den darauffolgenden Tag eine Kernspintomographie an. All diese Untersuchungen haben mit erheblichen Kosten zu Buche geschlagen. Eine Differenzialdiagnose ist in einem solchen Fall vermutlich angebracht.

Aber bevor man all diese Maßnahmen einleitete, hätte man das tun sollen, was ein Arzt zuallererst tun sollte: zuhören! Mir hat niemand zugehört. Ich möchte nicht wissen, wie viele Patienten ähnliche Erfahrungen machen müssen. Und ich möchte nicht wissen, wie viel Geld Jahr für

Jahr vergeudet wird, nur weil Mediziner ihren Patienten kein Gehör schenken. Wer mehr Vertrauen in die Aussagekraft von Diagnosegeräten legt als in die Schilderungen eines Menschen, um den es letztlich geht, hat möglicherweise den falschen Beruf ergriffen; wer einem Patienten den Händedruck verweigert, auch!

Die ausgestreckte Hand –
nonverbale Kommunikation

Was symbolisiert ein Händedruck? Es ist eine Geste der Gastfreundschaft und des Entgegenkommens. Man reicht dem Gegenüber die Hand und bringt damit zum Ausdruck, dass es eine Begegnung auf Augenhöhe ist. Ist es Ihnen schon einmal schwergefallen, einem anderen Menschen die Hand zu geben? Wenn ja, erinnern Sie sich noch, warum der Händedruck Ihnen widerstrebte? Menschen, die einem nicht geheuer sind und denen man bei Dunkelheit besser nicht über den Weg laufen möchte, gibt man nicht gern die Hand. Durch die Berührung der Hände geht man eine Verbindung ein, wenn auch nur eine flüchtige. Mit Menschen, die man als unangenehm empfindet, möchte man jedoch nicht verbunden sein, sondern man ist eher darum bemüht, einen ›Sicherheitsabstand‹ zu wahren und sie nicht zu nah an sich heranzulassen. Das sind instinktive Verhaltensmuster, die wir alle verinnerlicht haben und über die wir uns normalerweise keine Gedanken machen.

Wer eine Arztpraxis betritt, ist gewissermaßen Gast. Man hängt seinen Mantel an der Garderobe auf und nimmt im Wartezimmer Platz. Zum Zeitvertreib blättert man in Magazinen, die ausliegen. Innerlich ist man ein bisschen angespannt. Die Begrüßung durch den Arzt ist entscheidend für den Verlauf der Diagnose und den Erfolg der Behandlung. Kommt der Arzt mit einem offenen Gesicht ins Wartezimmer und streckt die Hand aus, kann er mit dieser Geste die Anspannung schon etwas mildern. Es ist eine Einladung, sich ihm anzuvertrauen. Öffnet der Arzt dann die Tür zu seinem Reich, ist das Eis gebrochen. Man ist zu Gast und darf auf eine gute Behandlung vertrauen.

Hört man seinen Namen jedoch aus dem Lautsprecher im Wartezimmer dröhnen und muss den Weg ins Behandlungszimmer selbst finden, kommt man nicht als Gast, sondern als Eindringling. Besuch empfängt man doch auch an der Haustür und lässt nicht einfach die Pforte offen stehen, damit die Gäste allein ins Haus finden. Es sind noch keine Worte ausgetauscht, aber man fühlt sich nicht willkommen bei einem Arzt, der einen via Lautsprecher in sein Zimmer zitiert. Sitzt er womöglich auch noch am Schreibtisch, wenn man eintritt, und studiert irgendwelche Krankenakten, hat man gänzlich das Gefühl, ihn zu stören. Seine beiläufige Aufforderung »Nehmen Sie schon mal Platz« sagt nichts anderes als: »Ich bin gleich so weit!« Die persönliche Begrüßung fällt aus.

Vermutlich ist dem Arzt nicht bewusst, welches Signal er mit seinem Verhalten aussendet. Aber es ist ein Signal, das jeder Mensch versteht, unabhängig davon, ob er einen akademischen oder überhaupt keinen Abschluss hat.

Der Arzt vermag es nicht, Vertrauen aufzubauen, sondern erweckt Misstrauen und Unbehagen. Damit verspielt er das wichtigste Kapital, über das ein Mediziner verfügt. Es ist auch nicht sonderlich vertrauenerweckend, wenn Patienten in eine untergeordnete Position gedrängt werden. In vielen Praxen hat es sich eingebürgert, dass man als Patient von der Sprechstundenhilfe ins Behandlungszimmer geleitet wird, wo man dann noch einmal geschlagene 10 Minuten wartet, bis der behandelnde Arzt endlich erscheint. Ich weiß nicht, welches Konzept dahintersteckt. Möglicherweise soll die gefühlte Wartezeit verkürzt werden, indem einem vorgegaukelt wird, man werde gleich behandelt. Diese Art der Platzanweisung vermittelt eher das Gefühl, in dieser Praxis werde am Fließband gearbeitet. Besonders bei Zahnärzten ist dieses Modell gang und gäbe.

Da sitzt man dann wie das Kaninchen in der Falle – und was passiert? Der Arzt begrüßt einen ›von oben herab‹, nicht weil er ein arroganter Pinsel ist, sondern weil man deutlich tiefer sitzt und er selbst über einem thront. Das ist keine Begegnung auf Augenhöhe, sondern eine klare Festlegung der Hackordnung. Im Film nutzt man solche Perspektiven, um die Guten von den Bösen klar zu trennen.

Während ihrer Ausbildung lernen Kameraleute und angehende Regisseure, wie sie Opfer und Täter inszenieren. Ganze Bücher sind voll mit Darstellungen der entsprechenden Perspektiven. Die Kamera nimmt die Position des Täters ein und fotografiert das Opfer von schräg oben, wie es mit weit geöffneten und angsterfüllten Augen seinem schrecklichen Ende entgegenbibbert, während der Täter aus der Opferperspektive, also von unten aufgenommen wird. Die Kamera fängt ihn ein, wie er sich allmählich nach unten beugt, um sein Opfer zu vernichten. Jeder kennt solche Aufnahmen, und jeder versteht ihre Aussagekraft auch ohne Filmhochschulabschluss.

Ja, und dann legt man sich auf den Zahnarztstuhl und nimmt selbst die Position des Opfers ein. Das grelle Licht der Lampe, die einen blendet, verstärkt die Anspannung und die Angst.

Wann wird im Film geblendet? Genau, beim Verhör, und der Mensch auf dem Verhörstuhl hat meistens keine guten Karten. Dass der Zahnarzt gutes Licht braucht, um eine harmlose Fissur von einer angehenden Karies zu unterscheiden, ist schon klar. Dass er von oben in den Mund des Patienten schauen muss, versteht sich auch von selbst. Und doch kann die angespannte Situation im Behandlungszimmer ein wenig entkrampft werden, wenn die Begrüßung nicht diesem Täter-Opfer-Schema entspricht. Wie viel mehr Zeit würde es kosten, wenn der Arzt seinen Patienten persönlich in Empfang nimmt und auf dem Weg ins Behandlungszimmer schon ein paar aufmunternde Worte mit ihm wechselt, die die Situation auflockern? Wie viel mehr Zeit würde eine Visite in Anspruch nehmen, wenn der Chefarzt sich für einen Moment ans Bett des frisch operierten Patienten setzen würde? Auch wenn er ihm aus hygienischen Gründen nicht die Hand geben kann, so kann er ihm doch anderweitig das Gefühl der Anteilnahme vermitteln.

So wie ein Händedruck Nähe schafft und hilft, Barrieren zu überwinden, können Berührungen allgemein das Wohlbefinden und damit den Heilungsprozess unterstützen. Das sanfte Ergreifen des Arms, verbunden mit einem leichten Druck vermittelt Zuversicht. Legt ein Arzt seine Hand auf die Schulter des Patienten, versichert er ihn seines Beistands, und der Patient fühlt sich aufgehoben und sprichwörtlich in guten Händen. Dass solche Gesten nur in Verbindung mit der entsprechenden Mimik fruchten, versteht sich von selbst. Der wärmste Händedruck nützt nichts, wenn der Herr Professor dem Patienten nicht in die Augen schaut, sondern mit seinen Mitarbeitern spricht. Empathie ist nichts anderes als die Fähigkeit, sich in andere Menschen hineinzuversetzen und ihre Situation nachzuempfinden. Auch Mediziner werden dann und wann zu Patienten. Wie fühlt es sich an, eine Traube weiß gekleideter Fachleute um sich herum versammelt zu sehen, die Befunde und andere Daten herunterspulen, als hielten sie Gericht?

Ein guter Arzt sollte sich Patienten gegenüber so verhalten, wie er selbst behandelt werden möchte. Rein rational dürfte das jedem Mediziner bewusst sein. Warum distanzieren sich Ärzte dann von ihren Patienten und behandeln sie als Fälle und nicht als Menschen? Wenn die Erkenntnisse der Placebo-Forschung Früchte tragen sollen, müssen sie auf fruchtbaren Boden fallen. Es nützen die modernsten Operationsverfahren nichts, wenn sie an »Fällen« anstatt an Menschen praktiziert werden. Empathie ist im klinischen Alltag mindestens so wichtig wie fachliches Wissen und Können. Ich habe Prof. Dr. med. Rüdiger J. Seitz – ärztliche Leitung der neurologischen Abteilung im LVR-Klinikum Düsseldorf, Kliniken der Heinrich-Heine-Universität Düsseldorf –, der für eine menschliche Arzt-Patient-Beziehung plädiert, gefragt, woran es liegen könnte, dass es manchen Medizinern an Empathie mangelt. Seine Erklärung bringt es klar und ›menschlich‹ auf den Punkt:

»Empathie ist eine Begabung, vergleichbar der Fähigkeit zu rechnen. Empathie-Fähigkeit ist unabhängig von Intelligenz und kognitiven Veranlagungen. Da es sich um in der Bevölkerung statistisch verteilte Eigenschaften handelt, gibt es Menschen, die können gut rechnen, und andere, die können nicht rechnen. In ähnlicher Weise gibt es empathische Menschen und solche, die keine Empathie-Fähigkeit haben. So wie man rechnen lernen kann, kann man auch Empathie-Fähigkeit lernen. Aber wie man aus einem Mops keinen Windhund machen kann, können höchst qualifizierte Mediziner auf Grund eines Empathie-Mangels dennoch schlechte Ärzte sein und mehr oder weniger bleiben. Aber es nützt letztlich dem Patienten auch nichts, wenn er einen überaus empathischen Arzt hat, der aber ein schlechtes medizinisches Wissen und/oder Können hat.«

Ohne einfühlsame Mediziner
keine Placebo-Effekte

Möglicherweise sollte ein Eins-a-Notendurchschnitt nicht das einzige Zulassungskriterium für ein Medizinstudium sein. Jeder junge Mensch, der sich an einer Kunstakademie bewirbt, an einer Filmhochschule oder für ein Studium an einem Konservatorium, durchläuft eine Aufnahmeprüfung. Er muss zeigen, dass er für die angestrebte Ausbildung qualifiziert – oder sagen wir besser talentiert – ist. Ausschlaggebend sind eben nicht Bestnoten in Mathematik oder Latein, sondern es ist eine Passion für die Kunst, die er erlernen und später ausüben möchte. Bernhard Lown spricht in seinem Buch von der Kunst des Heilens, die seiner Meinung nach verlorengegangen ist, und er berichtet aus seinem langen Medizinerleben, was er unter dieser Kunst versteht. Kunst kommt von können. Doch das Können bezieht sich nicht nur auf fachliche Fähigkeiten. Mediziner müssen zuhören können, und sie müssen auf ihre Patienten eingehen können.

Der Beruf des Mediziners ist zu Recht einer der angesehensten Berufe. Wer kann schon von sich behaupten, Lahme wieder gehen zu machen, Kindern in die Welt zu helfen, ein getrübtes Auge wieder klar sehen zu lassen und unerträgliche Zahnschmerzen beheben zu können; wer außer Feuerwehrleuten rettet Leben, so wie Mediziner dies Tag für Tag tun. Ich weiß nicht, ob es eine größere Genugtuung geben kann, als in die dankbaren Augen eines Patienten schauen zu dürfen, dessen Leid man lindern konnte. Ich habe den größten Respekt vor Medizinern, die Meister ihres Fachs sind und Unglaubliches vollbringen.

Der Vater einer ehemaligen Schulfreundin war so ein Könner. Er hatte die Fähigkeit, Glieder, die aufgrund einer Verwachsung zu kurz geraten waren, zu verlängern. Seinerzeit gab es weltweit nur wenige Chirurgen, die dieses Operationsverfahren beherrschten. Aus aller Herren Länder reisten die Menschen zu ihm, um ihre Beine verlängern zu lassen. Dieser Mann hat Großartiges geleistet und mit Sicherheit viele Menschen glücklich gemacht.

Als Behandlungsstandort genießt Deutschland weltweit einen erstklassigen Ruf. Unsere hochspezialisierten Universitätskliniken, aber auch Facharztpraxen sind ein Magnet für ausländische Patienten, die sich hier behandeln lassen.

In Vorbereitung eines Interviews habe ich unlängst einen Augenarzt aufgesucht. In den weitläufigen Wartezimmern seiner Praxis wurde neben Deutsch, Englisch, Russisch und Arabisch auch eine für mich nicht zuzuordnende Sprache gesprochen. Obgleich ich einen Gesprächstermin vereinbart hatte, musste ich eine gute Stunde warten, bis der Arzt Zeit für mich und meine Fragen fand. Normalerweise bin ich ein recht ungeduldiger Mensch und reagiere alles andere als entspannt, wenn man mich warten lässt. Als ich eine der Mitarbeiterinnen fragte, wie lange es noch dauern könne, entschuldigte sie sich mit den Worten: »Bei ihm weiß man nie, wie lange ein Termin dauert. Er nimmt sich halt für jeden Patienten so viel Zeit wie nötig.« Obwohl ich nach dieser Erklärung noch weitere 30 Minuten warten musste, war ich vollkommen versöhnt mit der Situation. Mir gefiel die Vorstellung, dass der Arzt sich alle Zeit der Welt für seine Patienten nimmt, ohne Rücksicht auf die im Wartezimmer Sitzenden. Soweit ich das beurteilen kann, beherrscht dieser Arzt die Kunst des Heilens in ihrer Gesamtheit. Er ist das, was man landläufig als Koryphäe bezeichnet, und er ist ein zutiefst empathischer Mensch, wovon ich mich im Gespräch mit ihm überzeugen konnte.

Nun gehen Fachleute mit Journalisten – sofern sie keine allzu kritischen Fragen stellen – grundsätzlich freundlich um. Es ist ja eine Art Win-win-Situation, innerhalb derer wir agieren. Journalisten sind auf die Kompetenz und die damit verbunden Statements von Fachleuten angewiesen, egal ob es sich um Mediziner, Spitzenköche oder Politiker handelt. Im Gegenzug sorgen wir mit unserer Berichterstattung in Funk, TV und Printmedien dafür, dass Fachleute in der Öffentlichkeit wahrgenommen werden. Sie kennen ja das geflügelte Wort: »Wer nicht in den Medien ist, existiert nicht.«

Dass ich als Journalistin von Fachleuten einigermaßen anständig behandelt werde, beeindruckt mich also nicht sonderlich. Ich habe es mir jedoch zur Gewohnheit gemacht, auf den Ton zu achten, den Fachleute im Umgang mit ihren Mitarbeitern pflegen. Besagter Augenarzt schlug einen geradezu väterlichen Ton an, als ich ihn mit seiner Sekretärin sprechen hörte. Und weil unsere Zusammenkunft verspätungsbedingt in die Abendstunden fiel und die Reinigungskraft bereits dabei war, die Spuren des Tages zu beseitigen, wurde ich auch Zeuge eines kurzen Dialogs zwischen besagtem Augenarzt und der Frau, die dafür sorgt, dass er in sauberen Räumen arbeiten kann. Er verhielt sich ihr gegenüber genauso freundlich wie im Gespräch mit mir, und das nach einem langen Arbeitstag!

Ohne dies persönlich erfahren zu haben, gehe ich davon aus, dass die Behandlungsergebnisse dieses Augenarztes hervorragend sind, weil er augenscheinlich alle Aspekte der Heilkunst beherrscht und beherzigt. Ärzten wie ihm ist es zu verdanken, dass der Beruf des Mediziners noch immer ein hohes Ansehen genießt und Menschen auf unser Gesundheitssystem vertrauen.

Auch der bereits erwähnte Rheumatologe, der die an Morbus Bechterew erkrankte junge Frau so herzlos anherrschte, gilt als Koryphäe seines Gebiets. Rein fachlich ist er sicher ein hervorragender Arzt. Doch wie mir die Mutter der jungen Dame erzählte, hat sie ihn noch bei jedem Besuch toben und schreien gehört. Nur – wer bitte lässt sich gern von einem Choleriker behandeln, der seine Mitarbeiter und selbst die Patienten anherrscht? Wie gut können die Behandlungserfolge dieses Mannes sein, wenn er alle um ihn herum drangsaliert? Oder anders gefragt: Um wie vieles besser können sie sein, wenn er auch die andere Seite der Heilkunst beherrschen und beherzigen würde?

Was spricht dagegen, angehende Medizinstudenten vor ihrer Ausbildung ein Pflegejahr absolvieren zu lassen? Was spricht dagegen, ihre menschliche Befähigung zu prüfen, bevor man sie auf hilf- und wehrlose Patienten loslässt? Eine Mutter, deren Sohn gern Medizin studieren würde, aber nicht den dafür notwendigen Notendurchschnitt hat, erzählte mir, wie es in der Klasse ihres Sohnes zugeht. Sie erzählte von äußerst strebsamen Schülern, die Nachhilfestunden nehmen, um ihr Ziel zu erreichen: einen Studienplatz für Medizin zu ergattern. Während ihr Sohn neben der Schule eine Kinderfußballmannschaft trainiert und betreut, sitzen die potentiellen Nachwuchsmediziner am Schreibtisch und lernen. Die Frau, die am eigenen Leib erfahren musste, wozu Ärzte, denen jedes Maß an menschlichem Einfühlungsvermögen fehlt, fähig sind und welchen enormen Schaden sie anrichten könne, versteht nicht, warum ein Einser-Abi wichtiger ist als soziales Engagement, warum abfragbares Wissen mehr zählt als Herzenswärme und Liebe zum Menschen. Das frage ich mich ehrlich gesagt auch.

Als Privatdozentin unterrichtet Dr. med. Karin Meissner Medizinstudenten der LMU München. Bereits im zweiten Studienjahr sollen sie sich in der richtigen Kommunikation mit Patienten üben, unter anderem, damit negative Suggestionen, wie ich sie auch in diesem Buch skizziert habe, vermieden werden. Der Unterricht ist dem Ziel geschuldet, Verhaltens- und Kommunikationsmuster zu überwinden und nicht zuletzt die Erkenntnisse der Placebo-Forschung in die Ausbildung des medizinischen Nachwuchses zu integrieren, auf dass deren künftige Patienten davon profitieren. Doch solche Kommunikationsübungen scheinen bei einigen Studenten nicht gut anzukommen. Der eine oder die andere ist offenkundig der Meinung, in diesem Studium sei doch eher die reine Wissenschaft wesentlich, mit anderen Worten: Fakten, die man überprüfen kann.

Manch angehender Mediziner scheint sich mit dem humanistischen Aspekt seines Berufes nicht auseinandersetzen zu wollen. Eine frühe Beschäftigung damit ist jedoch notwendig, um diesen Aspekt stärker im Berufsleben zu berücksichtigen. Denn es gehört schon Idealismus und Überzeugung dazu, sich für jeden Patienten 15 Minuten Zeit zu nehmen, wenn der Kollege das in 8 Minuten abhandelt. Obwohl vermutlich die allermeisten Medizinstudenten mit viel Idealismus ans Werk gehen, gibt es – wie in jeder anderen Berufsgruppe auch, das ist schon klar – eben auch Leute, die einfach nicht für die Behandlung und Betreuung kranker Menschen geeignet sind.

Ich habe jetzt einen ziemlich weiten Bogen geschlagen, um hierhin zu gelangen. All die Bemühungen der Placebo-Forschung, die Bedeutung des Arzt-Patient-Verhältnisses zu untermauern, laufen ins Leere, solange die menschliche Qualifikation bei der Zulassung zum Medizinstudium kaum eine Rolle spielt.

Mein alter Gesangslehrer pflegte zu sagen: »Zuerst muss man mal ein anständiger Mensch werden, dann darf man sich auch Künstler nennen.« Das gilt auch für die Praktizierenden der Heilkunst.

Placebo-Effekte
als Teil des Therapieerfolgs

Was war Ihr erster Gedanke beim Betrachten dieses Buches? Womit haben Sie das Strichmännchen auf dem Cover, das sich müht, eine Pille den steilen Berg hinaufzurollen, assoziiert? Ich habe nicht Modell gestanden; so viel schon mal vorweg. Mein erster Gedanke galt der Anstrengung, die manche Placebo-Forscher unternehmen, damit ihre Erkenntnisse dorthin gelangen, wo sie zum Wohle der Patienten Früchte tragen. Nachdem ich das Ausmaß oder – treffender formuliert – den Reichtum an Therapie- und Behandlungskonzepten entdeckt habe, deren Erfolg unter anderem dem Placebo-Effekt zu verdanken ist, habe ich das Männchen für mich uminterpretiert: Die heilsame Wirkung so mancher Tablette und so manchen Eingriffs geht zu einem guten Teil auf das Konto des Placebo-Effekts.

Man geht davon aus, dass je nach Art der Intervention oder Behandlung der Placebo-Effekt bis zu 70 Prozent eines Therapieerfolgs ausmachen kann – etwa bei Depressionen. Auch wenn das auf den ersten Blick gewaltig klingen mag und dies natürlich nicht auf alle Erkrankungen zutrifft, ist es im Grunde genommen nicht verwunderlich, dass der Placebo-Anteil einen so stattlichen Beitrag zur Heilung beziehungsweise Besserung des Gesundheitszustands eines Patienten leistet.

Machen wir ein Gedankenexperiment: Die »Rote Liste«, das Verzeichnis, in dem alle für Deutschland zugelassenen Medikamente registriert sind, umfasst für das Jahr 2014 rund 23 000 Arzneimittel. Wie hoch, meinen Sie, ist die Wahrscheinlichkeit, dass ein Arzt genau das Mittel verschreibt, das einen Patienten – sagen wir einmal – von seinen Kopfschmerzen befreit? Das passende Medikament herauszufinden setzt zum einen voraus, dass der Arzt die Wirkungen aller in Frage kommenden Präparate mehr oder weniger gut kennt. Als Nächstes muss er Art und Qualität des Kopfschmerzes herausfinden, unter dem sein Patient leidet, denn Kopfschmerz ist nicht gleich Kopfschmerz. Dann sollte er möglichst überprüfen, ob sein Patient weitere Medikamente einnimmt und ob das in die engere Wahl fallende Kopfschmerzmittel möglicherweise Wechselwirkungen hervorrufen kann. – Ach ja: Und dann wären da noch der Kostenpunkt und die Abwägung, welches Mittel er seinem Patienten verschreiben darf, um sein Budget nicht zu überziehen. So, und das alles bitte in 8 Minuten!

Ich weiß nicht, wie hoch die Trefferquote bei verschriebenen Medikamenten ist, und ich weiß auch nicht, ob es entsprechende Erhebungen gibt, die das je ermittelt haben. Aber unbenommen der Vermutung, dass nicht immer das adäquate Medikament verordnet werden kann, die Pillen aber dennoch ihren Dienst tun, nämlich den Kopfschmerz lindern beziehungsweise ganz abklingen lassen, kann man davon ausgehen, dass diese Wirkung erstaunlich oft auch auf die unter dem Begriff Placebo-Effekt subsumierten unspezifischen Effekte zurückzuführen ist.

Welchen Anteil der Placebo-Effekt an der schmerzreduzierenden Wirkung eines Medikaments haben kann, konnte das Wissenschaftlerteam um Fabrizio Benedetti anschaulich darlegen. Patienten mit postoperativen Schmerzen wurde ein Analgetikum verabreicht, und zwar über eine Schmerzinfusion. Diese war jedoch nicht im gleichen Zimmer installiert, sondern in einem Nebenraum, so dass die Patienten nicht wissen konnten, ob und wann die Schleusen für das Schmerzmittel geöffnet oder geschlossen wurden. In einem Fall wurde den Patienten mitgeteilt, sie erhielten ein wirksames Schmerzmittel. Dann wurde die Schmerzinfusion in Gang gesetzt. In einem anderen Fall wurde die Schmerzinfusion gestartet, ohne dass die Patienten davon wussten. Und was kam dabei heraus? Die Patienten, die von ihrem Arzt darüber informiert wurden, dass sie jeden Moment durch die Gabe eines Medikaments von ihren Schmerzen erlöst werden, profitierten stärker von dem Analgetikum als die Patienten, die zwar das gleiche Mittel bekamen, jedoch nichts davon wussten.

Solche Experimente ermöglichen eine klare Abgrenzung zwischen dem spezifischen Einfluss der pharmakologischen Wirksubstanzen – im konkreten Fall des Schmerzmittels – und dem unspezifischen Einfluss des Placebo-Effekts, der in dem beschriebenen Experiment durch die Ankündigung der Schmerzlinderung und der damit einhergehenden Erwartung der Patienten hervorgerufen wurde. Die Versuche zeigen, dass Patienten deutlich stärker von einem Medikament profitieren, wenn sie sich der zu erwartenden Wirkung bewusst sind. Benedetti und Kollegen haben es jedoch nicht bei diesen Erkenntnissen belassen.

Sie haben nämlich den Beweis dafür erbracht, dass die Erwartungshaltung auch in umgekehrter Richtung funktioniert. In einem weiteren Durchgang setzten sie die Schmerzinfusion ab. Eine Gruppe wurde darüber informiert, was zu der vorhersehbaren Konsequenz führte, dass die Patienten über eine Zunahme ihrer Schmerzen klagten. Bei der anderen Gruppe wurde die Schmerzinfusion ebenfalls abgesetzt. Allerdings wussten die Patienten nichts davon. Erstaunlicherweise nahmen die Schmerzen bei dieser Gruppe nicht zu.

Dieses sogenannte *open-hidden*-Modell arbeitet mit der offenen oder mit der versteckten Verabreichung von pharmakologisch wirksamen Substanzen, um den Placebo-Anteil – also den Einfluss der Erwartungshaltung – darzustellen. Dieses Modell wurde nicht nur für die Untersuchung des Placebo-Effekts auf das Schmerzgeschehen erfolgreich angewendet, sondern auch bei anderen Krankheitsbildern.

Die Herzflüsterer

Dass empathische Ärzte Schmerzen wegreden und die Wirkung von Medikamenten durch gutes Zureden steigern können, liegt im Rahmen des menschlich Vorstell- und Nachvollziehbaren. Doch wer hätte gedacht, dass selbst Herzkranzgefäße empfänglich für freundliche Worte sein können? Dass und wie koronare Arterien auf Suggestionen reagieren, konnten Dr. Joram Ronel von der Technischen Universität München und Dr. Karin Meissner von der LMU München zeigen. In ihrer Studie überprüften sie, ob Scheinmedikamente imstande sind, die Durchblutung der Herzkranzarterien zu beeinflussen. Dazu wählten sie Patienten aus, die sich wegen Schmerzen in der Brust einer Herzkatheter-Untersuchung unterzogen. Während der Voruntersuchung stellte sich jedoch heraus, dass ihre Herzkranzarterien so gut intakt waren, dass man den Patienten eine Ballondilatation sowie das Setzen eines Stents ersparen konnte. Gegen Ende der Untersuchung wurden die Patienten nach dem Zufallsprinzip in zwei Gruppen aufgeteilt. Den Patienten der ersten Gruppe teilte der Herzchirurg mit, sie würden über den Katheter ein hochwirksames Medikament verabreicht bekommen, welches die Durchblutung ihrer Herzkranzarterien verbessern würde.

Die Worte, die der Arzt an seine Patienten richtete, wurden sorgsam nach den Prinzipien der Hypnotherapie ausgewählt, so dass sie ausdrücklich suggestiv wirkten. Die Patienten wurden davon in Kenntnis gesetzt, dass das Medikament relativ schnell wirkt und dass sie vermutlich schon nach wenigen Sekunden eine angenehme Wärme empfinden. Das angeblich hochwirksame Medikament war jedoch ein Placebo, nämlich Kochsalzlösung. Die Studie war doppelt verblindet konzipiert. Weder der Herzchirurg noch die Patienten wussten, um welche Substanz es sich im konkreten Fall handelte.

Den Patienten der zweiten Gruppe wurde ebenfalls Kochsalzlösung verabreicht, jedoch ohne sie davon in Kenntnis zu setzen. Mit anderen Worten: Die zweite Gruppe erhielt ein »verstecktes« Placebo. Sowohl vor als auch nach der jeweiligen Kochsalzinjektion wurde mit Hilfe von Kontrastmitteln eine Aufnahme der Herzkranzarterien gemacht. Die Durchblutung der Herzkranzgefäße hing tatsächlich davon ab, ob den Patienten ein durchblutungsförderndes Medikament angekündigt wurde.

Anders als von den Wissenschaftlern erwartet, wurde die Durchblutung der Herzkranzarterien in der Gruppe der informierten Patienten jedoch nicht gesteigert, sondern im Vergleich zur Kontrollgruppe gedrosselt. Ihr Blutdruck veränderte sich nicht. Allerdings berichteten die Patienten über nachlassende Herzschmerzen; und das war ja der ursprüngliche Grund für ihren Klinikbesuch. Die Wissenschaftler vermuten, dass die hochsuggestive Information des Kardiologen, den Patienten ein wirksames Herzmittel zu verabreichen, offensichtlich dazu geführt hatte, dass das Herz weniger arbeiten musste und die Durchblutung der Herzkranzgefäße in der Folge gedrosselt wurde.

Dass eine gezielte Beeinflussung der Erwartungshaltung den Erfolg einer Bypass-Operation verbessern kann, vermuten

Wissenschaftler der Universität Marburg unter Leitung von Prof. Dr. Winfried Rief. Um dies zu überprüfen und herauszufinden, welche Erwartungshaltung die besten Operationsergebnisse mit sich bringt, widmen sich die Forscher 180 Patienten, die vor einem solchen Eingriff stehen. Zwei Wochen vor der geplanten Bypass-Operation werden die Patienten über den anstehenden Eingriff aufgeklärt. Eine Gruppe erhält eine Standardaufklärung über den Ablauf des Eingriffs, Informationen über das zu erwartende Ergebnis sowie potentielle Risiken und Nebenwirkungen. Auch die Patienten der zweiten Gruppe werden entsprechend aufgeklärt. Zusätzlich wird ihre Erwartung an den Eingriff jedoch dahingehend optimiert, dass sie an einen positiven Ausgang glauben und davon ausgehen, dass es ihnen anschließend deutlich besser gehen wird. Dazu sprechen die Wissenschaftler beispielsweise Symptome an, die die Patienten im Zuge ihrer Erkrankung als belastend empfinden. Sie bestärken sie die Patienten in deren Annahme, die besprochenen Beschwerden würden nach der Operation deutlich geringer ausfallen beziehungsweise ganz abklingen. Ziel der Wissenschaftler ist es unter anderem, das Potential aufzudecken, das in einer positiv orientierten Aufklärung steckt, und diese Erkenntnisse künftig in die Vorbereitung von Herzoperationen einfließen zu lassen.

»Zur Verbesserung des Behandlungserfolgs von Herzoperationen geht es nicht nur um eine Optimierung der Operationspraxis, sondern gleichermaßen um eine Berücksichtigung von individuellen Patientenerwartungen«, untermauern die Wissenschaftler ihre Intention. Noch läuft die Studie, weshalb über ihren Ausgang nur spekuliert werden kann. Erste Analysen zeigen jedoch, dass die Patienten, deren Erwartungen positiv manipuliert wurden, tatsächlich eher an ein günstiges Behandlungsergebnis glauben als die Patienten in den Kontrollgruppen. Ob sich diese Erwartung auch auf den Ausgang der Operation auswirken wird, muss sich erst zeigen.

Zu den gern zitierten Klassikern gehört eine Studie, die einem der ersten damals sehr gängigen Operationsverfahren bei Angina Pectoris das Ende bereitete. Besagtes Experiment stammt aus den Anfangstagen der klinischen Forschung. Bis Ende der 50er Jahre des letzten Jahrhunderts wurde den Patienten mit Angina Pectoris standardmäßig eine Brustwandarterie abgebunden, um so die Durchblutung der unterversorgten Herzkranzgefäße zu verbessern und die Beschwerden der Betroffenen zu lindern. Zumindest war das die Intention des Eingriffs. Tatsächlich häuften sich im Lauf der Zeit berechtigte Zweifel daran, ob die Ligatur der Arterie den Patienten wirklich Linderung verschaffte oder ob es am Ende nur die bloße Vorstellung von einer verbesserten Blutversorgung des Herzmuskels war, die Wunder wirkte. Also machte man die Probe aufs Exempel und operierte eine Gruppe Patienten nur zum Schein, indem man die Arterie freilegte und dann unverrichteter Dinge die Haut am Brustbein wieder zunähte. Bei der Kontrollgruppe klemmte man die Arterie ordnungsgemäß ab, bevor man die Schnittwunde wieder verschloss. Da außer dem Operateur niemand wusste, wessen Brustwandarterie tatsächlich abgebunden oder wer nur zum Schein operiert worden war, wähnten sich alle Patienten im Glauben, die Blutversorgung ihres Herzmuskels werde sich infolge der Ligatur deutlich verbessern. Und dieser Glaube sollte belohnt werden. Am Ende profitierten alle Patienten von dem Eingriff, ganz gleich, ob sie wirklich oder nur zum Schein operiert worden waren. Weil der Behandlungserfolg offenkundig nicht vom spezifischen Eingriff abhing, sondern von der Erwartung, die mit dem enormen Aufwand einer solchen Operation einhergeht, dürfte das Ergebnis zu einem erheblichen Teil dem Placebo-Effekt zuzuschreiben gewesen sein.

Zu ähnlichen Ehren hat Bruce Moseley dem Placebo-Effekt mit seiner Schein-Arthroskopie verholfen. Na, schwant Ihnen langsam, welches enorme Potential im Placebo-Effekt steckt?

Placebos senken den Blutdruck

Dass entsprechende Suggestionen den Blutdruck drosseln können, haben Karin Meissner und Dagmar Ziep von der LMU München unter Beweis gestellt. Für ihre Studie untersuchten sie 45 gesunde Probanden. Zunächst ermittelten die Wissenschaftlerinnen bestimmte Körpermaße und -funktionen der Studienteilnehmer wie Blutdruck, Herzfrequenz, Magenaktivität sowie Hautleitfähigkeit. Die Hautleitfähigkeit liefert unter anderem Erkenntnisse über die Schweißabsonderung beziehungsweise die Intensität des Schwitzens. Das Ganze dauerte 30 Minuten. Danach wurden die Versuchspersonen per Zufall einer von 3 Gruppen zugeteilt: Die Teilnehmer der Gruppen 1 und 2 erhielten jeweils 10 Kügelchen, sogenannte Globuli, verbunden mit der Information, es handle sich dabei um ein homöopathisches Mittel zur Senkung des Blutdrucks. Bei der ersten Gruppe entsprach das auch der Wahrheit. Deren Teilnehmer schluckten tatsächlich ein homöopathisches Präparat. Die Probanden der zweiten Gruppe erhielten zwar die identisch aussehenden Globuli, allerdings schluckten sie Placebo-Globuli. Weder der Versuchsleiter noch die Versuchspersonen wussten, um welche Globuli es sich im konkreten Fall handelte. Den Teilnehmern der dritten Gruppe wurde mitgeteilt, sie bildeten die Kontrollgruppe und würden daher nicht behandelt. In den darauffolgenden 30 Minuten wurden noch einmal Blutdruck, Herzfrequenz, Hautleitfähigkeit sowie Magenaktivität aller 45 Probanden ermittelt.

Die Auswertung der Ergebnisse erbrachte Folgendes: Bei den Teilnehmern der Gruppen 1 und 2 konnte der systolische Blutdruck signifikant gesenkt werden, während der diastolische Blutdruck, die Herzfrequenz sowie die Magenaktivität unverändert blieben. Die mit der Einnahme der Globuli verbundene Erwartung an die blutdrucksenkende Wirkung der Kügelchen hatte einen deutlich messbaren Einfluss auf den oberen (systolischen) Blutdruckwert. Interessanterweise blieben die Magenaktivität, die Aktivität der Schweißdrüsen wie auch die Herzfrequenz gänzlich unbeeinflusst von der Gabe der Kügelchen, obgleich man bei einem absinkenden systolischen Blutdruck eine entsprechende Veränderung dieser Funktionen erwarten dürfte. Die Tatsache, dass nur der Blutdruck gesenkt wurde, sich gleichzeitig aber weder Herzfrequenz noch Magenaktivität, noch Hautleitfähigkeit veränderten, spricht für einen selektiven Effekt der Placebo-Intervention.

Die Wissenschaftlerinnen schließen aus diesem Ergebnis, dass die vorausgegangene Suggestion einer blutdrucksenkenden Wirkung der Globuli dazu führte, dass die Probanden ihre Erwartung unbewusst auf die Funktion »Blutdruck« fokussierten. Dass die selektive Ansteuerung autonomer beziehungsweise organischer Körperfunktionen aufgrund einer konkreten Vorstellung keinen anekdotischen Charakter trägt, sondern möglicherweise generalisierbar ist, legt ein weiteres Experiment nahe, das ebenfalls unter Federführung von Karin Meissner stattfand.

Selbst der Magen reagiert
auf Placebos

Magenbewegungen spielen nicht nur im Rahmen von Verdauungsprozessen eine zentrale Rolle, sondern auch für krankhafte Symptome wie Übelkeit oder Erbrechen.

Ziel folgender Studie war es, herauszufinden, ob sich die regulären Magenbewegungen durch die Gabe von Placebos beeinflussen lassen. Dazu haben die Wissenschaftler gesunde Probanden in einem Experimentallabor untersucht. Zunächst wurden die Magenbewegungen der Teilnehmer mit Hilfe von Elektroden, die an deren Bauchdecke angebracht waren, erfasst. Des Weiteren haben Karin Meissner und ihre Kollegen die Herzfrequenz sowie die Hautleitfähigkeit der Probanden ermittelt. Die Probanden kamen an drei Tagen ins Labor. Die untersuchenden Ärzte teilten ihnen mit, sie bekämen entweder ein Medikament zur Steigerung der Magenaktivität, ein Medikament zur Dämpfung der Magenaktivität oder ein wirkstoffloses Placebo, das die Magenaktivität in keiner Weise beeinträchtige.

In Wahrheit schluckten die Probanden an allen drei Tagen Placebos, also wirkstofflose Scheinmedikamente. Im Anschluss wurden alle vorab gemessenen Parameter noch einmal erhoben. Die Ergebnisse zeigten, dass die Placebo-Intervention zur Steigerung der Magenaktivität tatsächlich einen messbaren Effekt auf die Magenbewegungen hatte. Gingen die Teilnehmer davon aus, ein Medikament zur Magenaktivierung erhalten zu haben, arbeiteten die Mägen deutlich langsamer und effizienter als vor Einnahme der wirkstofflosen Tablette. Wurde den Probanden jedoch eine gedämpfte Aktivität des Magens in Aussicht gestellt, konnte ein gegenteiliger Effekt verzeichnet werden, wenn auch deutlich schwächer. Wie zu erwarten, blieb die Magenaktivität unverändert, wenn die Teilnehmer annahmen, eine wirkstofflose Tablette geschluckt zu haben.

Auch bei diesem Experiment verzeichneten die Wissenschaftler einen selektiven Placebo-Effekt, der auf die Aktivität des Magens beschränkt war. Alle anderen Körperwerte wie die Herzfrequenz oder die Aktivität der Schweißdrüsen ließen sich weder von der einen noch von der anderen Suggestion beeinflussen. Doch wie lassen sich solche Regulationsmechanismen erklären?

Karin Meissner vermutet, die erzeugte Erwartungshaltung, die mit der Einnahme einer Tablette und den dazugehörigen Suggestionen einhergeht, führe dazu, dass die Magenbewegungen selektiv durch entsprechende Programme im Gehirn angesteuert werden können. Das klingt zugegebenermaßen ein bisschen kompliziert. Heißt das – um es für den »Hausgebrauch« zu deuten –, dass man sich einfach nur vorstellen muss, wie der Magen arbeitet und ordentlich vorverdaut? Kann jeder, der zu einem rebellischen Magen neigt, auf diesem Weg wieder zu einer normalen Verdauung gelangen? All diese Fragen habe ich mir gestellt, und weil ich als Autorin selbstredend keine Antworten darauf geben kann, habe ich die Fragen direkt an Karin Meissner adressiert.

»Der Magen ist über vegetative Nervenfasern sehr eng mit der Aktivität des Gehirns verbunden. Wir merken das daran, dass der Magen knurrt, wenn wir nur an ein gutes Essen denken. Solche Programme wurden möglicherweise während der Placebo-Gabe aktiviert. Eine interessante Nebenbeobachtung in dieser Studie war, dass die Probanden, wenn sie sich im Glauben wähnten, ein Mittel zur Aktivierung der Magenaktivität erhalten zu haben, häufiger Magenknurren und »Magenbewegungen« wahrnahmen, als wenn sie davon ausgingen, ein Mittel zur Senkung der Magenaktivität bekommen zu haben. Zudem berichteten sie häufiger über Hungergefühle.«

Auch Parkinsonpatienten profitieren von Placebo-Effekten

Morbus Parkinson ist eine degenerative Erkrankung des zentralen Nervensystems, die allmählich fortschreitet. Die Krankheit geht mit einer zunehmenden Versteifung der Muskeln einher, wodurch flüssige Bewegungen, etwa das ganz normale Abrollen der Fußsohle beim Gehen, immer schwieriger werden. Die Steuerung der Motorik ist beeinträchtigt, was in der Regel den gesamten Bewegungsablauf verlangsamt. Auch die Gesichtsmuskulatur kann davon betroffen sein, weshalb die Mimik bei Parkinsonpatienten häufig eingeschränkt ist. Vielen gehen die Worte nicht mehr so flüssig über die Lippen, so dass sie länger brauchen, um ihre Gedanken zu formulieren und auszusprechen. Ein typisches Zeichen dieses Krankheitsbilds ist der sogenannte Tremor, das unwillkürliche Zittern der Hände oder anderer Extremitäten. Deshalb wird die Krankheit im Volksmund auch als Schüttellähmung bezeichnet.

Als ursächlich für das Auftreten dieser Symptome wird im Wesentlichen das Absterben von Zellstrukturen in den Basalganglien des menschlichen Gehirns betrachtet. Die Basalganglien bestehen aus verschiedenartigen Nervenzellgruppierungen, die unter anderem an der Regulierung der Bewegungsabläufe im menschlichen Körper beteiligt sind. In einem Areal der Basalganglien, der sogenannten Schwarzen Substanz, wird der Botenstoff Dopamin produziert und gespeichert. In einem weiteren Teil der Basalganglien, dem sogenannten Streifenkörper, befinden sich Rezeptoren, die als

Andockstellen für Dopamin fungieren und ermöglichen, dass es seine Arbeit als Botenstoff verrichten und Signale weiterleiten kann.

Sterben die Zellen besagter Hirnareale ab, steht nicht genug Dopamin zur Verfügung, um die Reizweiterleitung zu garantieren. Ein Mangel an Dopamin führt jedoch nicht nur zu Gemütseintrübungen, Konzentrationsstörungen und Erschöpfungszuständen. Der Botenstoff ist maßgeblich an der Reizweiterleitung von Nervenzelle zu Nervenzelle beteiligt, was sicherstellt, dass Signale vom Gehirn über das Rückenmark bis in jede einzelne Muskelfaser übertragen werden und für eine reibungslose Beweglichkeit sorgen.

Nun legten placebokontrollierte Studien mit Parkinsonpatienten schon seit längerem nahe, dass die Unterversorgung mit Dopamin und die daraus resultierenden Probleme durch entsprechende Suggestionen, verbunden mit Placebo-Gaben, zwar nicht aufgehoben, aber zumindest reduziert werden können. Und weil die von den Parkinsonpatienten geschilderten Verbesserungen ihrer Symptome wie so oft auf ihre Einbildungskraft geschoben wurden, schickten sich kanadische Wissenschaftler unter Leitung von Raúl de la Fuente-Fernández von der University of British Columbia in Vancouver an, dem Phänomen auf den Grund zu gehen. Sie widmeten sich der Frage, ob der Placebo-Effekt möglicherweise die gestörte beziehungsweise gänzlich unterbundene Signalübertragung reaktivieren kann. Um dies sichtbar zu machen, setzten die Wissenschaftler einen Positronen-Emissions-Tomographen (kurz PET) ein.

Der Aufbau der Studie war ziemlich aufwendig. Der Einfachheit halber beschränke ich mich auf die wesentlichen Aspekte. Die Patienten wussten nicht, ob sie ein Placebo oder das wirksame Präparat Apomorphin erhielten. Apomorphin – ein Medikament, das vielen Parkinsonpatienten verabreicht wird – ist ein sogenannter Dopamin-Agonist. Das Mittel ist dem körpereigenen Dopamin in seiner Struktur so ähnlich, dass es die im Streifenkörper befindlichen Rezeptoren austricksen kann, so dass die Signalleitung auch ohne Dopamin gewährleistet ist. Tatsächlich erhielten die Patienten jedoch beides: einmal das Placebo und einmal Apomorphin.

Die PET-Aufnahmen ihrer Hirnaktivitäten zeigten Erstaunliches: Während die Patienten das Placebo bekamen, ging die Bindungsrate der Rezeptoren im Streifenkörper im Vergleich zur Ausgangsuntersuchung deutlich zurück. Jetzt werden Sie sich vielleicht fragen, woran die Forscher erkennen konnten, dass die Bindungsrate zurückging?

Bei solchen bildgebenden Verfahren kommt Racloprid zum Einsatz, eine leicht radioaktiv markierte Substanz, die an die für Dopamin vorgesehenen Rezeptoren andocken kann. Racloprid fungierte in diesem Versuch als Kontrastmittel, das im PET bunt aufleuchtet. Je mehr bunte Stellen auf dem Monitor zu sehen waren, desto mehr Dopamin-Rezeptoren wurden durch Racloprid besetzt.

Nach Gabe des Placebos gingen die bunten Flecken jedoch deutlich zurück. Und was schlussfolgerten die Wissenschaftler daraus? Dass der Körper eigenes Dopamin hergestellt hatte, das dann an die dafür vorgesehenen Rezeptoren andockte. Mit anderen Worten, endogenes Dopamin hat Racloprid verdrängt.

Das Erstaunlichste an diesem Versuch war jedoch, dass der beobachtete Placebo-Effekt etwa so stark war wie die Racloprid-Verdrängung durch das echte Medikament Apomorphin, die ebenfalls gemessen wurde.

Diese Beobachtungen legen die Vermutung nahe, dass durch die Gabe von Placebos und die damit einhergehende Erwartung im Gehirn körpereigenes Dopamin ausgeschüttet wird. Da Dopamin auch Teil des körpereigenen Belohnungssystems ist, könnte es sein, dass die erwartete Verbesserung vom Gehirn gewissermaßen belohnt wird, indem es Dopamin ausschüttet.

Wie dieses Experiment anschaulich zeigt, profitieren sogar Menschen mit neurodegenerativen Erkrankungen von einer positiven Erwartungshaltung. Solche Erkenntnisse liefern jedoch keine Grundlage dafür, eine medikamentöse Behandlung bei Parkinsonpatienten einzustellen und stattdessen auf das Prinzip Hoffen und Glauben zu setzen. Die Wissenschaftler wollen vielmehr verstehen, welche Vorgänge dem Placebo-Effekt zugrunde liegen, um daraus mögliche Therapiekonzepte oder auch nur Verbesserungen etablierter Medikationen und Behandlungen abzuleiten.

Ein weiterer Schritt zu einem tieferen Verständnis der bei Parkinsonpatienten beobachteten Placebo-Phänomene gelang Neurologen von der Heinrich-Heine-Universität Düsseldorf unter Leitung von Dr. med. Lars Wojtecki.

Hirnschrittmacher modulieren bei Parkinsonpatienten – vereinfacht ausgedrückt – Teile der Signalübertragung im Gehirn, die aufgrund des Dopaminmangels gestört sind. Die Impulse, die von den Elektroden ausgesendet werden, ermöglichen eine verbesserte Beweglichkeit und vermindern unter anderem das Zittern der Hände. Verändern sich die vom Schrittmacher gesendeten Impulse in Stärke und Frequenz, schlägt sich dies im Bewegungsbild der Patienten nieder. Das heißt, die Patienten merken sehr wohl, wenn der betreuende Neurologe die Einstellungen verändert und die Elektroden in ihrem Hirn vermehrt oder vermindert Signale absetzen. Dr. Wojtecki und Kollegen wollten wissen, ob die Patienten auch dann mit einer veränderten Beweglichkeit reagieren, wenn man sie lediglich darüber informiert, dass die Einstellungen modifiziert werden, und den Patienten suggeriert, was das konkret zur Folge haben wird.

So kündigten sie beispielsweise an, dass das Zittern der Hände nach Veränderung der Einstellung deutlich nachlassen werde. Und tatsächlich ließ das Zittern nach, obwohl die Einstellungen die ganze Zeit über unverändert blieben. Gleiches beobachteten die Wissenschaftler auch im Hinblick auf die Beweglichkeit. Offenkundig führte die Erwartung der Patienten an eine verbesserte Motorik dazu, dass sie ihre Hände oder Beine merklich leichter bewegen konnten. Interessanterweise brachte die Placebo-Intervention sogar die gleichen Nebenwirkungen mit sich, wie sie bei einer tatsächlichen Verstärkung des Impulses zu beobachten gewesen wären. Eine verbesserte Beweglichkeit geht nämlich mit einer minimalen Verschlechterung des Wortflusses einher, das heißt, die Patienten haben größere Mühe, flüssig zu sprechen. Allerdings fällt diese Nebenwirkung so gering aus, dass es Außenstehenden gar nicht auffällt. Doch den Neurologen entgeht es nicht, wenn ihre Patienten nicht mehr ganz so flüssig sprechen können. Wie zu erwarten, gingen den Testpersonen die Worte auch während der Placebo-Intervention nicht ganz so gut über die Lippen.

Das Experiment erbrachte also gleich in zweifacher Hinsicht den Beweis für einen Placebo-Effekt: Die Patienten konnten sich besser bewegen, obwohl die Einstellungen des Hirnschrittmachers völlig unberührt blieben, und sie sprachen schlechter. Die Wissenschaftler führen das Auftreten dieser minimalen Sprachverschlechterung auf eine Art Konditionierung zurück. Die Patienten haben sich im Lauf der Zeit daran gewöhnt, dass eine verbesserte Beweglichkeit mit einer kleinen Verschlechterung ihres Sprechvermögens einhergeht. Deshalb zog Reaktion 1 (verbesserte Beweglichkeit)

Reaktion 2 (Abnahme des Wortflusses) nach sich. Ob und inwiefern sich diese Erkenntnisse für eine optimale Nutzung solcher Hirnschrittmacher verwenden lassen, lässt sich zum gegenwärtigen Zeitpunkt noch nicht sagen. Aber die Düsseldorfer Wissenschaftler bleiben den bei Parkinson beobachteten Placebo-Phänomenen auf der Spur und planen weitergehende Studien.

Ein gereizter Darm reagiert sogar auf »offene« Placebos

In ihrer ursprünglichen Funktion werden Placebos ja gewissermaßen als Kontrollinstrument eingesetzt. Die Zuckerpille wird gegen das wirksame Medikament ins Rennen geschickt. Die Scheinoperation tritt gegen den echten Eingriff an. Solche placebokontrollierten Studien werden in der Regel doppelt verblindet, das heißt, weder die an der Studie teilnehmenden Probanden noch die verantwortlichen Wissenschaftler wissen, welcher Teilnehmer das zu testende Medikament erhält oder wem ein Placebo verabreicht wird. Die Geheimniskrämerei hat gute Gründe. Damit will man vermeiden, dass Mediziner die Probanden ungewollt beeinflussen. Ein Arzt, der weiß, dass der vor ihm sitzende Studienteilnehmer ohnehin kein wirksames Medikament bekommt, könnte diesem Menschen weniger Aufmerksamkeit schenken als einem anderen, von dem er weiß, dass er die echte Pille geschluckt hat. Um sicherzustellen, dass alle Studienteilnehmer gleich behandelt werden und sich gleichermaßen im Glauben wiegen, ein wirksames Medikament zu erhalten, lässt man die Mediziner sicherheitshalber auch im Ungewissen. Eine falsche Reaktion könnte die Zuversicht der Probanden trüben und aus einer positiven Erwartungshaltung eine negative machen.

So viel (noch einmal) zum Placebo-Einsatz im Rahmen klinischer Studien.

Die experimentelle Placebo-Forschung verfolgt jedoch andere Ziele. Sie will ja gerade herausfinden, was hinter den verschiedenen Placebo-Phänomenen steckt und welche Rolle die jeweilige Erwartungshaltung für einen bestimmten Behandlungserfolg spielt. Dass Erwartungshaltung nicht gleich Erwartungshaltung ist, zeigt der Einsatz von offenen Placebos. Dabei spielen die Wissenschaftler von vornherein mit offenen Karten und setzen die Probanden davon in Kenntnis, dass sie nichts als ein Scheinmedikament erhalten. Das nachfolgende Beispiel zeigt, dass Placebos auch dann zu Symptomverbesserungen führen, wenn die Patienten in die Scheintherapie eingeweiht sind.

Das Team von Professor Ted J. Kaptchuk von der Harvard Medical School in Boston, USA, hat dazu 80 Patienten ausgewählt, die am Reizdarmsyndrom erkrankt waren. Wie schon an früherer Stelle beschrieben, leiden die Betroffenen an Schmerzen in Ober- und Unterbauch, an Völlegefühl und Blähungen, die sich häufig nach dem Essen einstellen, sowie an Durchfällen, wobei nicht jeder Reizdarmpatient die gleichen Symptome aufweist, der eine eher zu stärkeren Durchfällen neigt und der andere auf jede Form von Nahrung mit Blähungen reagiert. Es handelt sich nicht um ein einheitliches, klar zu umreißendes Krankheitsbild, sondern um eine Ansammlung verschiedener Symptome, weshalb man auch vom Reizdarmsyndrom spricht. Die Wissenschaftler teilten die Patienten nach dem Zufallsprinzip in zwei Gruppen ein. Einer Gruppe wurden Placebo-Pillen verabreicht. Die andere Gruppe erhielt überhaupt keine Behandlung. Nun wird der ein oder andere Schlaumeier fragen, wo denn der Unterschied zwischen Placebo und nix ist. Abwarten!

Die Patienten der Placebo-Gruppe wurden ordentlich darüber aufgeklärt, dass die Pillen keinen Wirkstoff enthalten. Allerdings wurden sie auch in die Erkenntnisse der Placebo-Forschung eingeweiht. Man ließ sie nämlich wissen, dass der Placebo-Effekt äußerst wirkmächtig sein kann und dass der Körper automatisch auf Placebo-Pillen reagiert, weil der Mensch nun einmal davon ausgeht, dass eine Pille per se hilft. Dann gab man ihnen noch mit auf den Weg, dass sich eine positive Grundhaltung, also ein offenes, optimistisches Gemüt, förderlich auf die Wirkung der Pillen auswirken könne, dass dies aber keine zwingende Voraussetzung sei. Worauf die Wissenschaftler jedoch bestanden, war die regelmäßige Einnahme der Scheinmedikamente.

Für ein wirkstoffloses Präparat war das ein ziemlich umfangreiches Aufklärungsgespräch, will heißen, die Bedeutung, mithin der Wert der leeren Pille wurde durch all diese Informationen dramatisch gesteigert.

Der Aufwand, den Ted Kaptchuk und seine Leute im Vorfeld der Pillenübergabe betrieben, ist nichts anderes als der Budenzauber, den Medizinmänner und Hohepriester in vergangen Zeiten aufgeführt haben, wenn sie die unappetitlichsten und gleichzeitig wirkstofflosen Tinkturen als heilige Medizin an den Mann und an die Frau brachten.

Es ist eben nicht die Pille, die wirkt, sondern die Erwartung, die mit ihr verbunden ist. Warum sollten die an der Studie teilnehmenden Reizdarmpatienten darauf achten, die Pillen regelmäßig einzunehmen, wenn diese Pillen am Ende doch nichts bringen? Das macht ja keinen Sinn. Also werden die Probanden sich gedacht haben, wenn die Wissenschaftler von der renommierten Harvard Medical School sich so viel Mühe geben und die Sache so ernst nehmen, muss was dran sein an diesen Pillen. Sie müssen es noch nicht einmal bewusst gedacht haben. Es reicht schon, wenn sie unbewusst realisiert haben, dass die Pillen ihnen helfen werden.

Also schluckten die Patienten zweimal täglich zwei blau-braune Gelatinekapseln, die außer einem Füllstoff nichts enthielten. Nach drei Wochen wurde Bilanz gezogen.

Alle Patienten, auch die der Kontrollgruppe, die nichts eingenommen hatten, sollten einschätzen, ob sich ihre Beschwerden in den letzten sieben Tagen verändert hatten. In der Kontrollgruppe gab es keine wesentlichen Änderungen. Anders sah es in der Placebo-Gruppe aus. Die Patienten berichteten über eine deutliche Verbesserung ihrer Symptomatik. Das Ritual der Pilleneinnahme in Verbindung mit den positiven Suggestionen und der fürsorglichen Haltung der Mediziner führten summa summarum dazu, dass die unangenehmen Beschwerden des Reizdarmsyndroms gemildert werden konnten. Wer jetzt noch immer darauf beharrt, der Placebo-Effekt sei das reine Produkt menschlicher Einbildungskraft, und das Potential dieses wirkmächtigen Prinzips leugnet, tja, dem kann ich auch nicht weiterhelfen.

Übrigens kam das von Kaptchuk und Kollegen angewandte Studiendesign auch bei anderen Versuchen zum Einsatz. So konnte in einer Folgestudie bei Patienten mit Depression ein ähnlich starker Effekt nachgewiesen werden, obgleich auch diese Patienten wissentlich ein wirkstoffloses Präparat bekamen.

Verbesserte Wirkung von Migränepräparaten

Dass positive Suggestionen die schmerzlindernde oder symptomverbessernde Wirkung eines Scheinpräparates herbeiführen können, haben die bisherigen Beispiele anschaulich gezeigt. Dass entsprechende Arzneimittelinformationen auch imstande sind, die Wirkung eines Verums, also eines echten Medikaments, zu beeinflussen, konnte in einer Studie mit 66 Migränepatienten dokumentiert werden, an der unter anderen auch Ted J. Kaptchuk mitgewirkt hat.

Die Teilnehmer wurden während sieben aufeinanderfolgender Migräneattacken beobachtet. Nach jedem Anfall gaben sie an, wie stark sie die jeweiligen Schmerzen empfunden haben. Die erste Schmerzattacke mussten die Patienten noch ohne Behandlung über sich ergehen lassen. Bei Einsetzen der folgenden Anfälle erhielten sie entweder ein Placebo oder ein bei Migräne bewährtes Medikament namens ›Maxalt‹, das den Wirkstoff Rizatriptan enthält. Ob sie das echte oder nur das Scheinpräparat erhielten, wussten die Patienten nicht.

Die Wissenschaftler hatten sich ein raffiniertes Aufklärungssystem ausgedacht, mit dem sie die Erwartungshaltung der Patienten nach allen Regeln der Kunst manipulierten. Sie gaben jedem Teilnehmer insgesamt sechs Kuverts, eines für jede Schmerzattacke. Für zwei Kuverts waren die Tabletten als Placebo deklariert, für zwei weitere als Maxalt, und bei zwei Kuverts wurde offen gelassen, ob es sich um das echte oder um ein Scheinmedikament handelt. Allerdings war dies bei einigen Kuverts eine Fehlinformation. So enthielt beispielsweise nur jedes zweite als Maxalt deklarierte Kuvert tatsächlich Maxalt.

Die anschließende Auswertung der jeweiligen Schmerzlinderung in der Folge eines akuten Migräneanfalls erbrachte Folgendes:

Im Vergleich zur ersten Attacke, die nicht behandelt wurde, ging jede der sechs Interventionen mit einer Verbesserung der Kopfschmerzen einher. Das heißt, durch die wissentliche Einnahme von Pillen konnten die Beschwerden der Patienten gelindert werden. Die Stärke der Schmerzabnahme durch Placebos und Maxalt hing maßgeblich von der jeweiligen Information ab, die der Einnahme vorausging.

Schluckten die Probanden ein Placebo, das als Maxalt aus-gegeben wurde, so war die schmerzlindernde Wirkung im Schnitt nur etwas geringer als bei dem als Placebo deklarier-ten Maxalt. Eine deutlich stärkere Symptomverbesserung wurde verzeichnet, wenn das echte Medikament in dem Wis-sen geschluckt wurde, dass es sich um das echte Medikament handelt, aber auch, wenn die Probanden das echte Medika-ment in der Annahme einnahmen, es sei entweder das echte Medikament oder ein Placebo.

Placebo, als Placebo ausgegeben, hatte den geringsten Ef-fekt, reduzierte die Schmerzen aber immer noch messbar ge-genüber der Kontrollbedingung, als die Patienten die Schmerzattacke unbehandelt über sich ergehen lassen muss-ten. Die psychische Komponente spielt offenkundig eine er-hebliche Rolle bei der Wirksamkeit eines Medikaments.

Ausgeschlafen durch Placebos

Dass positive Suggestionen Menschen in den Schlaf wiegen können, habe ich Ihnen am Beispiel meiner eigenen Schlaf-geschichten geschildert. Dass ich offenkundig kein Einzel-fall bin, konnten Wissenschaftler um Fabiana Fratello von der Universität Neapel in Italien zeigen. Für ihr Experi-ment haben sie zehn Studentinnen, die unter leichten Schlafproblemen litten, ins Schlaflabor gebeten und in drei aufeinanderfolgenden Nächten beobachtet. In der ersten Nacht sollten sich die Frauen an die neue Umgebung ge-wöhnen. In der zweiten Nacht wurden die Probandinnen verkabelt, bevor sie zu Bett gingen. Über Elektroden an Kopf und Körper haben die Wissenschaftler eine Reihe von Werten aufgezeichnet, die Aufschluss über die Schlafquali-tät liefern, beispielsweise über die Länge der Tiefschlafphasen, über die Rate der Augenbewegungen oder den Entspannungsmodus allgemein.

Bevor die dritte Nacht anbrach, wurden alle Studentinnen mit einer Placebo-Pille zu Bett geschickt, die nichts als Milchzucker enthielt. Man klärte sie darüber auf, dass es sich dabei um ein neues, äußerst wirksames Schlafmittel handle, das im Gegensatz zu den marktüblichen Medikamenten nicht zu Benommenheit und Schläfrigkeit am folgenden Tag führen werde. Während die jungen Frauen schlummerten, wurden abermals die Parameter ihrer Schlafqualität gemessen. Abschließend verglichen die Wissenschaftler die EEG-Aufzeichnungen vom zweiten mit denen vom dritten Tag. Die Auswertung zeigte klar, dass die Erwartung an das neue Zaubermittel zu einer deutlich verbesserten Schlafqualität führte. Die Frauen schliefen besser durch und wachten seltener auf. Die Laborergebnisse deckten sich auch mit der subjektiven Wahrnehmung der Studentinnen, die allesamt angaben, erholt und ausgeruht zu sein. Auch hier war es die Erwartung an die Wirkung der wundersamen Schlaftablette, die die jungen Frauen ins Reich der Träume beförderte.

Dass die Vorstellung davon, ob man nun gut oder schlecht geschlafen hat, ausschlaggebend für die Note sein kann, die unter einer Prüfungsarbeit steht, haben Christina Draganich und Professor Kristi Erdal vom Colorado College gezeigt. Für ihre Studie, an der 164 Studenten teilnahmen, mogelten die Psychologinnen ein bisschen. Sie behaupteten nämlich, mit Hilfe einer neuen Technologie sagen zu können, wie lange die REM-Schlafphasen der letzten Nacht gewesen seien. Zudem informierten sie die Studenten, dass der REM-Schlaf wichtig für die Verarbeitung von Lerninhalten sei und dass zu wenig davon zu schlechten Prüfungsergebnissen führen könne. Nachdem sie die jungen Leute verkabelt hatten, gaukelten sie ihnen vor, die Dauer der jeweiligen REM-Schlaf-phase der letzten Nacht zu ermitteln.

Die Ergebnisse, die sie den Prüflingen anschließend mit-teilten, waren frei erfunden. Einem Teil erklärten sie, dass sie 28,7 Prozent ihres gesamten Schlafes im REM-Stadium ver-bracht hätten, während sie die andere Gruppe glauben mach-ten, lediglich 16,2 Prozent im REM-Modus geschlafen zu haben. Prompt schnitten diejenigen, die dachten, nicht so gut geschlafen zu haben, bei den zu lösenden Aufgaben schlech-ter ab als die Studenten, die der Meinung waren, eine ruhige, erholsame Nacht hinter sich zu haben.

Wie gut oder schlecht die jungen Leute tatsächlich ge-schlummert hatten und wie erholt oder zerschlagen sie sich fühlten, spielte bei diesem Experiment überhaupt keine Rol-le. Zwar wurden in diesem Versuch keine Placebos verab-reicht. Aber die verbale Suggestion zur angeblichen Schlaf-qualität zeitigte eine messbare Wirkung auf die Konzentrati-onsfähigkeit der Versuchspersonen. Das Experiment wurde übrigens reproduziert. Auch beim zweiten Mal kamen die Forscherinnen zum selben Ergebnis. Das Faszinierende an dieser Studie war jedoch nicht allein die Tatsache, dass Er-wartungen kognitive Fähigkeiten beeinflussen, sondern dass nur diejenigen kognitiven Fähigkeiten beeinträchtigt wer-den, die tatsächlich auf einen Schlafmangel zurückzuführen sind. Beispielsweise war die Geschwindigkeit der Verarbei-tung akustischer Signale beeinträchtigt, ebenso wie das flüs-sige Sprechen. Das Kurzzeitgedächtnis hingegen wurde nicht beeinträchtigt.

Mit anderen Worten: Das Gehirn der Versuchspersonen, denen ein schlechter Schlaf eingeredet wurde, verhielt sich exakt so, als hätten die Personen tatsächlich zu wenig ge-schlafen.

Ähnliche Beobachtungen machen auch Somnologen – Mediziner, die sich der Behandlung von Schlafstörungen sowie der Erforschung des menschlichen Schlafverhaltens widmen –, wenn sie ihre Patienten hinsichtlich der gemessenen Schlafqualität beschwindeln und die Ergebnisse ein wenig »frisieren«.

Wer nach einer Nacht im Schlaflabor erfährt, dass seine Schlafqualität gut war, fühlt sich gleich viel besser und vor allem ausgeschlafener, so als habe man ihn darüber aufgeklärt, wie es tatsächlich um sein nächtliches Verweilen bestellt war. Ich habe Dr. med. Samia Little Elk, die in Berlin als Somnologin und Fachärztin für Psychosomatische Medizin praktiziert, gefragt, welche Erfahrungen sie mit solchen subjektiven Schlafwahrnehmungen gemacht hat und wie sie damit umgeht. Sie hat mir freundlicherweise einen kleinen Gastbeitrag geschrieben:

»Besonders interessant ist das Phänomen der paradoxen Insomnie, bei welcher der Betroffene seinen Schlaf als massiv gestört empfindet, wobei sich in den schlafmedizinischen Untersuchungen ein ganz normales Schlafprofil zeigt. Die Ursachen sind vielfältig. Zumeist handelt es sich dabei um Menschen, die ihre Wachzeiten viel intensiver wahrnehmen als ihre Schlafepisoden. Zum Teil haben sie aber auch eine besonders hohe *Awareness,* also eine sensible Wahrnehmung während der Leichtschlafphasen, welche dann als wach interpretiert werden.

Im ersten Schritt begegne ich diesem Phänomen dadurch, dass ich den Betroffenen ihre Schlafkurven schwarz auf weiß zeige und sie ihnen verständlich erkläre. Dann gehe ich darauf ein, dass es normal ist, mehrmals in der Nacht, vor allem aber nach einem abgeschlossenen Schlafzyklus von ca. 90 Minuten, aufzuwachen. Ich erkläre ihnen, dass wir Menschen vor nicht allzu langer Zeit noch in Höhlen oder sogar in der freien Natur geschlafen haben und dass es einen klaren Überlebensvorteil bedeutete, wenn jeder im Clan einmal nach etwa 90 Minuten wach wurde und aufhorchte, ob nicht der Säbelzahntiger in der Nähe im Gras raschelte. Das nächtliche Aufwachen hatte also eine Art Wachfunktion, die der Sicherheit des Clans geschuldet war. Was Patienten verstehen und liebevoll erklärt bekommen, insbesondere in Belangen, die ihren Körper und ihre Seele betreffen, das macht ihnen weniger Angst. Oft kann man mit so einfachen Mitteln wie einem respektvollen, interessierten und offenen Zuhören, beziehungsweise verständlich-zugewandtem Erklären von natürlichen Zusammenhängen viel Leid nehmen und Wohlbefinden schaffen.«

Sie sehen, dass Placebo-Effekte fast immer mit von der Partie sind, wenn es gilt, das menschliche Wohlbefinden zu verbessern, egal ob es sich um handfeste Krankheitsbilder oder um kleine Wehwehchen handelt. Auch für Depressionen, Migräne, Übelkeit und viele andere Erkrankungen sind Placebo-Effekte dokumentiert.

Allerdings kann es nicht allein die Aufgabe von Ärzten und anderen Therapeuten sein, das Potential des Placebo-Effekts auszuschöpfen, indem sie sich mehr Zeit nehmen und intensiver auf ihre Patienten eingehen. Auch Patienten können und sollten – wie ich meine – dazu beitragen, den optimalen Nutzen aus einer Therapie zu ziehen. Wer beispielsweise auf Medikamente angewiesen ist, weil er schon einen Herzinfarkt hinter sich hat und vorsorglich Betablocker verordnet bekommt, sollte die Tabletten nicht achtlos hinunterschlucken, sondern in dem Bewusstsein einnehmen, dass sie dazu beitragen, ihn vor einem weiteren Herzinfarkt zu bewahren.

Inwiefern Sie, liebe Leser, von den Erkenntnissen der Placebo-Forschung profitieren und sich deren Ergebnisse zunutze machen können, werde ich im Kapitel »Wie schaffe ich mir meine eigenen Placebo-Effekte« noch genauer ausführen. Bevor ich auf die am besten erforschten Placebo-Phänomene komme, die vermutlich auf das größte Interesse stoßen dürften – nämlich Schmerzen –, muss ich der aufkommenden Placebo-Euphorie einen kleinen Dämpfer verpassen.

Geht es auch ohne Placebos?

Nachdem viele Studien zeigen konnten, dass der Placebo-Effekt einen gehörigen Anteil an dem Erfolg nahezu jeder in den Blick genommenen Krankheit hat, schaute ein dänisches Team um Asbjørn Hróbjartsson, Peter C. Gøtzsche und Lasse Theis Krogsbøll einmal genauer hin.

Die Wissenschaftler wollten wissen, ob es allein das Verdienst einer spezifischen Intervention und des Placebo-Effekts ist, wenn Patienten geheilt werden, oder ob es den Patienten auch ohne Behandlung bessergeht.

Dazu haben sie eine Meta-Analyse gemacht und Studien unter die Lupe genommen, die – anders als in den meisten Studiendesigns üblich – neben einer Therapie- und einer Placebo-Gruppe eine weitere Gruppe betrachtet haben, nämlich Patienten, die gar nicht behandelt wurden. Sie kennen ja das alte Sprichwort: »Mit Pillen dauert eine Erkältung eine Woche, ohne sieben Tage«, will heißen, der Infekt heilt so oder so in mehr oder weniger der gleichen Zeit ab. Das, was da heilt, ist nichts anderes als das Immunsystem, die Selbstheilungskräfte oder wie auch immer man die dem Menschen eigenen Regulations- und Reparaturmechanismen nennen mag, über die im Übrigen auch Tiere und Pflanzen verfügen.

Nicht nur Erkältungen, sondern auch Rücken- oder Kopfschmerzen klingen häufig von allein ab, ohne dass die Geplagten die Hausapotheke plündern oder sich eine Spritze geben lassen. Auch wer unter chronischen Krankheiten leidet, weiß, dass die Symptome nicht immer gleich stark sind, dass sie an einem Tag mehr stören als an einem anderen. Patienten mit Neurodermitis neigen in einer stressigen Arbeitsphase zu stärker ausgeprägten Hautausschlägen als etwa im Urlaub. Es gibt eine ganze Reihe von Einflussfaktoren, die mit darüber entscheiden, wie massiv sich Krankheitssymptome äußern und wie intensiv sie wahrgenommen werden – will heißen: wie sehr sie die Betroffenen in ihrem subjektiven Wohlbefinden stören und belasten.

Und da kommen wir an einen wichtigen Punkt: Wer seine Schmerzen nicht mehr erträgt, geht zum Arzt und will eine Lösung, sprich: eine Tablette, eine Spritze und wenn es sein muss auch eine Operation. Hauptsache, die Schmerzen klingen ab, wenn möglich sofort. Es ist eine Frage des Leidensdrucks, ob man Schmerzen »aussitzt« oder professionelle Hilfe sucht. Dieser erhebliche Leidensdruck führt bei Patienten mit Bandscheibenvorfällen beispielsweise dazu, dass sie deutlich häufiger operiert werden, als dies eigentlich notwendig und vor allem sinnvoll ist. Wenn die Gallertmasse einer vorgewölbten oder gar gerissenen Bandscheibe auf angrenzende Nerven drückt, kann das zu so unerträglichen Schmerzen führen, dass die am schnellsten verfügbare Lösung gewählt wird; und das ist häufig eine Operation. Die Aussicht, dass die Schmerzen mit der Zeit auch von allein abklingen und unterstützende Maßnahmen wie Physiotherapie oder eine akute Schmerzbehandlung helfen können, den Heilungsprozess zu beschleunigen, verfängt bei vielen Patienten nicht, weil sie sofort eine Lösung wollen.

Wie die Autoren der dänischen Meta-Analyse zu bedenken geben, suchen Patienten nicht nur nach medizinischer Hilfe, wenn ihre Beschwerden am stärksten sind, sondern sie werden tendenziell auch eher in eine klinische Studie aufgenommen, wenn sie nicht mehr ein noch aus wissen. Die Crux ist nun folgende: Von Bandscheibenpatienten weiß man, dass ihre Pein schon wenige Tage nach einem Vorfall nachlassen kann. Auch hier sind die Selbstheilungskräfte am Werk: Die Gallertmasse, die auf die Nerven gedrückt und die höllischen

Schmerzen verursacht hat, wird – salopp formuliert – vom Körper entsorgt, so dass sich die Befindlichkeit der Patienten verbessert.

Ein anderes, vielleicht sogar besseres Beispiel sind Schmerzen und Beeinträchtigungen infolge einer rheumatoiden Arthritis. Die Symptome dieser chronisch verlaufenden Erkrankung schwanken in ihrer Intensität. So können die Gelenkentzündungen und die damit einhergehenden Einschränkungen in der Beweglichkeit sowie die Schmerzen mal stärker und dann wieder schwächer ausfallen. Ärzte sprechen in diesem Zusammenhang von fluktuierenden Symptomen. Das ist nichts anderes als die Normalisierung eines zuvor extrem schlechten physischen Zustands. Nehmen Patienten jedoch an einer klinischen Studie teil, wenn – oder gerade weil – die Beschwerden am stärksten sind, kann es sein, dass die Symptomverbesserung nicht etwa auf das zu testende Medikament beziehungsweise eine zu testende invasive Behandlung zurückgeht – und auch nicht auf das entsprechende Placebo –, sondern auf das beschriebene Fluktuieren der Symptome.

Ein Patient, der mit einem stark erhöhten Blutdruck in die Notaufnahme eingeliefert wurde, weil man ihm einen fürchterlichen Schreck eingejagt hat und sein Nervenkostüm zu dem Zeitpunkt ohnehin nicht robust war, wird nach menschlichem Ermessen nach einer Phase der Entspannung wieder normale Blutdruckwerte aufweisen. Wie im Fall der Erkältung, die auch ohne Arznei nach einer Woche abheilt, klingen eine ganze Reihe von Beschwerden ohne das Zutun von Ärzten ab oder lassen nach.

Um herauszufinden, wie hoch der Anteil einer solchen Spontanheilung beziehungsweise Spontanverbesserung im Vergleich zu Placebo-Interventionen, aber auch zu konkreten Behandlungen ist, haben die Autoren 37 Studien mit insgesamt 2900 Patienten analysiert, die folgende Krankheitsbilder zum Gegenstand hatten: Depression, Übelkeit, akute Schmerzzustände, chronische Schmerzen, Angstzustände, Nikotinabhängigkeit, Fettleibigkeit und Schlafstörungen. Die Auswahl der Krankheiten lässt bereits erahnen, dass die Interventionen im »Behandlungsarm« der Studien recht unterschiedlicher Natur waren. Sie reichten von medikamentösen Behandlungen über Akupunktur bis zu Gesprächstherapien und Hypnose.

Bei Depressionen kamen als Behandlungskonzepte beispielsweise Medikamente oder Psychotherapien zum Einsatz, bei chronischen Schmerzen eher Akupunktur oder Arzneimittel. Das Ergebnis der Meta-Analyse kratzt ein bisschen am schönen Schein des Placebo-Effekts, allerdings – wie zu erwarten – auch an der Effizienz der betrachteten Therapien.

Im Durchschnitt aller ins Kalkül gezogenen Studien tragen aktive Behandlungen nicht recht viel mehr als zur Hälfte aller erzielten Heilerfolge bei. Alle übrigen Heilerfolge gehen auf das Konto von Spontanverbesserungen oder des Placebo-Effekts. Konkret in Zahlen macht der Anteil der spontan erfolgten Verbesserungen – also der nicht behandelten Fälle – 24 Prozent, der des Placebo-Effektes 20 Prozent aus. Aktive Behandlungen führten in 56 Prozent aller Fälle zum Erfolg. Dabei schwanken die jeweiligen Anteile von Krankheitsbild zu Krankheitsbild. Bei Übelkeit schlug die Spontanheilung mit 45 Prozent am stärksten zu Buche. Depressionen gingen immerhin in 35 Prozent der Fälle von allein zurück, und akute Schmerzen ließen in 25 Prozent der analysierten Studien nach, ohne dass die Patienten irgendetwas in puncto Schmerzlinderung unternommen hätten. Bei Schlafstörungen brachte das Aussitzen und Nichtstun hingegen gar nichts.

Mit ihrem Ergebnis rütteln die dänischen Wissenschaftler an der allgemein praktizierten Deutung und Interpretation von Heilungserfolgen. Sie kritisieren außerdem, dass die meisten Studien aus dem Bereich der klinischen Placebo-Forschung Spontanverbesserungen komplett unter den Tisch fallen lassen und jede Heilung beziehungsweise Symptomlinderung, der keine echte Therapie zugrunde liegt, einzig dem Placebo-Effekt zugeschrieben wird. Dieser Appell dürfte auch unter den Placebo-Forschern für Ernüchterung gesorgt haben.

Aber was sagen die Ergebnisse dieser Meta-Analyse über die Bedeutung des Placebo-Effekts aus? Müssen die dem Placebo-Effekt zugrundeliegenden Mechanismen (noch) besser erforscht werden, um ein tieferes Verständnis für die körpereigenen Ressourcen zu entwickeln und diese im Sinne einer Salutogenese – also der Gesunderhaltung –, aber auch einer optimalen Behandlung nutzen zu können? Oder gilt nicht vielmehr, beide Aspekte zu ergründen, nämlich Placebo-Phänomene wie auch Selbstheilungsphänomene?

Die *Mind-Body*-Medizin macht es ja vor, indem sie beispielsweise die Wirkung von Entspannungstechniken wie Meditation oder Yoga untersucht und zeigt, dass und in welchem Maß solche Methoden die menschlichen Selbstheilungskräfte unterstützen können. Welches Fazit ziehen Placebo-Forscher aus den Ergebnissen der dänischen Meta-Analyse, und was bedeuten diese konkret für ihre Arbeit?

Denn genau genommen ist eine Placebo-Behandlung ja auch keine aktive Behandlung, sondern lediglich die Suggestion einer solchen. Der Mensch reagiert auf vorgetäuschte Therapiemaßnahmen und aktiviert gewissermaßen die körpereigene Apotheke. Die dänischen Forscher haben ja nicht überprüfen können, was in den Köpfen der Patienten vor sich gegangen ist, die ohne Behandlung und ohne Placebo-Intervention gesund wurden beziehungsweise eine Verbesserung erfuhren. Und sie haben auch nicht überprüfen können, ob sich die Lebenssituation der von allein Genesenen nicht möglicherweise so weit verändert hatte, dass sie weniger Stress hatten, mehr schliefen und ihrem Körper so ermöglichten, seine Selbstheilungskräfte zu aktivieren.

Jeder weiß, dass man im Fall einer Erkältung ein erhöhtes Ruhebedürfnis hat. Das kommt nicht von ungefähr, sondern ist Teil der vielbeschworenen körpereigenen Selbstheilungsmechanismen. Das Immunsystem kann nun mal am besten arbeiten und dafür sorgen, dass wir wieder gesund werden, wenn wir schlafen oder uns zumindest ausruhen. Deshalb zwingt der Körper uns regelrecht in die Müdigkeit, weil wir ja sonst doch keine Ruhe geben und weiterwerkeln würden. Am Ende zählt doch, dass wir gesund werden. Ob nun durch Nichtstun – sprich Erholung –, durch suggestive Einflussnahme oder durch konkrete Therapiemaßnahmen. Es heißt nicht von ungefähr: »Wer heilt, hat recht.« Wie also ist das Ergebnis der Placebo-kritischen Meta-Analyse zu bewerten? Das wollte ich von Karin Meissner wissen.

»Die Meta-Analyse von Hróbjartsson & Gøtzsche hat gezeigt, dass der klinische Placebo-Effekt bei vielen Erkrankungen gar nicht so groß ist, wie man lange Zeit dachte. Wenn man die Effekte in den unbehandelten Kontrollgruppen mit den Besserungen in den Placebo-Gruppen für verschiedene Erkrankungen verglich, ergab sich nur für Schmerzen, Übelkeit, Angsterkrankungen (Phobien) und Asthma ein Vorteil von Placebo gegenüber Nichtbehandlung. Spontanverbesserungen spielen bei manchen Erkrankungen eine größere Rolle als bei anderen, z. B. eher bei Depressionen und akuten Schmerzen als bei Schlaflosigkeit und Übergewicht. Die Ergebnisse der Meta-Analyse von Hróbjartsson & Gøtzsche sollten schon auch als Warnung begriffen werden, die Größe von Placebo-Effekten in der Praxis nicht zu überschätzen. Bei manchen Erkrankungen, wie Diabetes und Bluthochdruck, könnten sie gar keine Rolle spielen. So sind zwar kurzfristige Placebo-Effekte auf den Blutdruck nachgewiesen; aber ob Placebos auch die Power haben, den Blutdruck mittel- und langfristig zu senken, ist noch vollkommen ungewiss.«

Schmerzen mögen keine Placebos

Wenn es um Schmerzen geht, kann jeder mitreden; über die eigenen »Baustellen« und die Strategien, die man im Lauf der Zeit entwickelt hat, um damit zurechtzukommen. Ich habe bereits darauf hingewiesen, dass Schmerzen aufgrund ihrer Warnfunktion gewissermaßen zu unserem Leben gehören und nicht immer vermeidbar sind. Die Frage ist eher, wie man sie bewertet und wie man damit umgeht. Dass jeder, auch Sie, liebe Leser, sich verschiedener Placebo-Mechanismen bedient, um akute Schmerzattacken aber auch chronische Schmerzzustände zu bewältigen, ist Ihnen vermutlich nicht bewusst; und doch ist es so. Und damit Sie eine Ahnung davon bekommen, was ich mit dieser orakelnden Beteuerung meine, bemühe ich abermals meine private Anekdotensammlung.

Meine Großmutter schwor bei Kopfschmerzen auf einen starken Mokka mit Zitrone (heute würde sie vermutlich zeitgemäß einen Espresso statt eines Mokka servieren). Nun habe ich mein Lebtag kaum Kopfschmerzen gehabt. Folglich gab es für mich keine Notwendigkeit, Omas Hausmittel auszuprobieren. Aber meine Mutter neigte früher zu Kopfweh und hat bisweilen an dem schwarzen Sud genippt. Ich habe sie deshalb in Vorbereitung auf dieses Buch darauf angesprochen, um mich zu vergewissern, ob und wie gut der Zitronen-Mokka ihr geholfen hat.

Ihr erster Kommentar galt dem schrecklichen Geschmack, einer grauenvollen Mischung aus bitter und sauer. Als Zweites erwähnte meine Mutter, dass damals viele Leute auf das Hausmittel zurückgegriffen hätten. Nun ist so ein selbstgemachtes Heilmittel natürlich auch viel billiger als Tabletten und hat – bis auf eine leichte Übersäuerung des Magens – kaum Nebenwirkungen. Schließlich bestätigte meine Mutter, dass ihr die Kaffee-Zitronen-Mischung bei jeder Kopfschmerzattacke zuverlässig geholfen habe, und fügte hinzu: »Meinst du, ich hätte das getrunken, wenn es nicht gewirkt hätte? Ich musste mich jedes Mal überwinden, so grauenvoll hat das geschmeckt.«

Tja, ohne das im Nachhinein überprüfen zu können, meine ich, dass eine gehörige Portion Placebo-Effekt im Spiel gewesen sein muss, wenn – wie meine Mutter zu bedenken gab – nicht nur sie, sondern viele im Verwandtschafts- und Freundeskreis auf die schwarze Tinte geschworen haben. Allein die Zubereitung – es gab ja damals keine Espressomaschinen, sondern so ein Mokka musste aufgebrüht werden – hatte durchaus rituellen Charakter. Der Aufwand ist ungleich höher als das achtlose Ausdrücken einer Tablette, die zack, zack weggeschluckt wird. Mit dem erhöhten Aufwand geht auch eine höhere Erwartung einher, und die hat ja nun mal das Potential, einen Placebo-Effekt auszulösen.

Der abscheuliche Geschmack hat sicherlich auch dazu beigetragen, dass die bitter-saure Mixtur ihre Wirkung tat. Wir sind mehr oder weniger darauf geeicht, dass eine wirksame Medizin schrecklich schmeckt. Auch die Überwindung, die es kostet, diesen Sud zu trinken, ist nichts anderes als ein Aufwand, an den eine Erwartung geknüpft ist. Und dann gibt es noch einen anderen Aspekt, der die Placebo-Leistung des speziellen Mokkas beflügelt haben dürfte.

Ein Hausmittel, Omas Geheimtipp oder auch das alte Familienrezept genießen schon deshalb einen guten Ruf, weil alle Mitglieder der Sippe darauf schwören und weil man möglicherweise damit groß geworden ist. Wer als Kind erfahren hat, dass so ein Hausmittel allen Anverwandten half, der geht vermutlich davon aus, dass es ihm selbst auch helfen werde. Jede Familie hat ihre bewährten Hausmittel, die von einer Generation zur nächsten weitergegeben werden.

Und dann kommt noch etwas anderes hinzu, was die Wirkung der Kaffee-Zitronen-Mischung unterstützen dürfte. Wer einmal von diesem Gebräu getrunken und daraufhin von seinen Kopfschmerzen befreit wurde, greift höchstwahrscheinlich wieder – wenn nicht gar immer wieder – darauf zurück, sobald sich das nächste Schädelweh anbahnt. Ich entwerfe mal ein realistisches Szenario, um diese Vermutung zu verdeutlichen:

Sie machen Party und wachen am nächsten Morgen mit einem ordentlichen Brummschädel auf. Die Wohnung Ihres Freundes, dessen Couch Sie in Beschlag genommen haben, ist eine durch und durch tablettenfreie Zone. Es gibt kein Aspirin, kein Paracetamol und auch kein Ibuprofen. Doch Ihr Freund kennt die Nummer mit dem Kaffee und der Zitrone und macht sie Ihnen schmackhaft. Er hat zwar keine Tabletten, dafür aber eine todschicke Espressomaschine. Er kredenzt Ihnen den kleinen Schwarzen in einer ziemlich stylischen Espressotasse und presst die Zitrone vor Ihren Augen aus. Sie sehen, wie der Saft in die Crema eintaucht, und sind voll der Vorfreude. Das Ensemble sieht gut aus, riecht verführerisch, und weil es in Ihrem Schädel unbarmherzig hämmert, kippen Sie das Ganze mit einem Schluck weg. Sie schütteln sich ein bisschen, weil Bitter und Sauer nun mal nicht gut schmecken. Dann gehen Sie ins Bad, halten den Kopf unter das kalte Wasser, und kurze Zeit später sehen Sie wieder einigermaßen manierlich aus und – haben zumindest vorübergehend einen klaren Kopf.

Die Freude über die nachlassenden Schmerzen ist so groß, dass sich Ihnen diese Erfahrung einprägt: Espresso + Zitrone = freier Kopf. Dass die Qualität des Kopfschmerzes infolge übermäßigen Alkoholgenusses eine ganz andere ist als etwa ein Spannungskopfschmerz oder Schädelweh infolge eines grippalen Infekts, spielt für Sie keine Rolle. Dass das kalte Wasser an diesem Morgen Ihre Lebensgeister beflügelt und kurzzeitig den Kopfschmerz gedrosselt haben könnte, kommt Ihnen nicht einmal in den Sinn. Und doch kann es daran gelegen haben.

Kälte wirkt in gewissem Maß tatsächlich schmerzstillend. Denken Sie nur an die Kältesprays, die Sportärzte nach einem Foul beim Fußball zum Einsatz bringen, oder an kalte Kompressen, mit denen Blessuren behandelt werden. Doch an das kalte Wasser denken Sie nicht, weil Sie das eher nebenbei aufgedreht und den Kopf darunter gehalten haben. Sie haben dem kühlenden Nass überhaupt keine Aufmerksamkeit geschenkt. Der Espresso wurde Ihnen hingegen als Kopfschmerzmittel angepriesen und auch noch entsprechend aufwendig kredenzt. Logisch, dass Sie den Kaffee als Retter in der Not betrachten und nicht das kalte Wasser. Und wann immer es künftig in Ihrem Kopf zu hämmern beginnt, trinken Sie einen Espresso mit einem Schuss Zitrone und fahren gut damit.

Was Ihnen an diesem Morgen widerfahren ist, bezeichnen Psychologen als Konditionierung, auch wenn es sich in dem beschriebenen Szenario um eine Konditionierung »light« handelt. Neben einer positiven Erwartung spielt die Konditionierung eine wesentliche Rolle, wenn es gilt, Placebo-Effekte zu erzeugen und sie zu verstehen.

Dass Konditionierungen nicht nur die Schmerzwahrnehmung beeinflussen, sondern selbst das Immunsystem, werde ich später eingehender darlegen. Ich habe das Kopfweh-Szenario gewählt, um Ihnen zu zeigen, in welchem Maß Sie selbst Placebo-Effekte herbeiführen, ohne dass Sie sich dessen bewusst sind, und – und darauf kommt es letztlich an – davon profitieren. Sowohl die Schmerzwahrnehmung als auch die Regulation der Schmerzempfindung unterliegen unterschiedlichen Einflussfaktoren, und sie spielen sich weitestgehend im Gehirn ab.

Schmerz ist eine lange Kette von Signalen

Stark vereinfacht ausgedrückt, entstehen Schmerzen nicht dort, wo es vermeintlich weh tut, sondern im Gehirn. Haben wir uns beispielsweise bei der Küchenarbeit in den Finger geschnitten, dann werden durch verschiedene Proteine und Botenstoffe sogenannte Nozizeptoren aktiviert. Das sind Nervenenden, die als Schmerzsensoren oder, einfacher formuliert, als Schmerzfühler agieren.

Sie übersetzen die Folgen des Küchenunfalls, bei dem Zellen der Fingerkuppe durchtrennt wurden, in elektrische Signale. Diese Signale werden über Nervenfasern transportiert, wie Strom, der durch die Leitungen in der Wand fließt. Die nächste Station der Schmerzreizleitung ist das Rückenmark, wo die Nervenfasern gebündelt und mit dem Gehirn verbunden sind, ähnlich den dicken Überseekabeln, die auf dem Meeresgrund verlaufen und dafür sorgen, dass Klein Rita aus Deutschland mit Tante Helene in Amerika telefonieren kann. Im Rückenmark werden die Signale erst einmal vorsortiert. Schwache Signale, die von einer kleinen, zu vernachlässigenden Verletzung herrühren, werden erst gar nicht weitergeleitet, während intensive Signale, die eine schwere Verletzung vermuten lassen, verstärkt werden, damit die Information garantiert im Gehirn ankommt und ihre Warnfunktion ausüben kann.

Schmerz hat zwei wichtige Funktionen: Zum einen soll er darauf aufmerksam machen, dass eine Verletzung vorliegt, damit man – je nach Schweregrad der Verletzung – entsprechend reagieren kann. Stellen Sie sich nur mal vor, Sie merken gar nicht, dass Sie sich in den Finger schneiden, und schnippeln fröhlich weiter. Ja, da ist der Finger irgendwann durchtrennt. Oder nehmen wir das berühmte Beispiel der heißen Herdplatte. Wenn Sie keinen Schmerz empfnden, der Sie dazu bringt, die Hand blitzschnell von der heißen Stelle zu nehmen, merken Sie möglicherweise erst am verkohlten Gestank, dass Ihre Hand allmählich verbrennt. Und das führt uns direkt zur zweiten Funktion. Der Schmerzreiz jagt Ihnen Angst ein, und die wiederum ist notwendig, damit Sie künftig vorsichtiger im Umgang mit der Herdplatte oder dem scharfen Küchenmesser sind. Sie kennen das Sprichwort: »Man muss sich selbst die Finger verbrennen …« Und was will uns der Volksmund damit sagen? Wer einmal auf die heiße Herdplatte gefasst hat, weiß, dass das weh tut, und wird künftig die Finger davon lassen. Durch Schmerzen lernen Kinder, was gefährlich ist und wovor sie sich in Acht nehmen müssen.

So, aber nun zurück zu unserem konkreten Beispiel. Nun hat das Schmerzsignal infolge des Küchenunfalls zwar schon einen beträchtlichen Weg zurückgelegt, aber merken tut man davon noch immer nichts, will heißen, es tut (noch) nicht weh. Erst durch das Zusammenspiel verschiedener Hirnareale wird aus den elektrischen Impulsen das, was wir als Schmerz wahrnehmen. Neurologen und Schmerzforscher sprechen in diesem Zusammenhang von der Aktivierung der sogenannten Schmerzmatrix. Die neuronalen Strukturen sorgen dafür, dass die Schmerzsignale verarbeitet und interpretiert werden.

Da ist zunächst der Thalamus, der die über die Nervenzellen des Rückenmarks angelieferten Informationen dahingehend überprüft, ob sie wichtig genug sind, um an die Großhirnrinde weitergeleitet zu werden oder nicht. Falls ja, werden sie auf eine neue Nervenzelle geschaltet und an die Großhirnrinde geschickt. Erst dort wird das Signal als Schmerz interpretiert. Das heißt, erst mit dem Eintreffen der Information in der Großhirnrinde existiert der Schmerz als solcher.

Dass es sich im konkreten Fall um eine Schnittverletzung am Finger handelt, wird beispielsweise im somatosensorischen Cortex erkannt. In diesem Teil der Großhirnrinde werden physikalische Reize – etwa Wärme oder Kälte, aber auch Druck, Berührungen und Schmerzen – als solche wahrgenommen. Der somatosensorische Cortex kann jede dieser Empfindungen einem konkreten Körperteil auf den Millimeter genau zuordnen.

Das ist dem Zweck geschuldet, dass wir in einem Bruchteil von Sekunden den betroffenen Finger wegziehen können – und zwar in die richtige Richtung –, bevor er ganz ab ist. Angenommen, Sie sind Rechtshänder und führen das Küchenmesser von rechts an die Kuppe des linken Zeigefingers – möglicherweise müssten Sie das Buch jetzt mal eben aus der Hand legen, um den hypothetischen Küchenunfall nachzuvollziehen – und schneiden in die Haut, dann realisiert der somatosensorische Cortex sofort, aus welcher Richtung das Messer schneidet und welcher Teil der linken Zeigefingerkuppe bedroht ist. Reflexartig ziehen Sie Ihre linke Hand nach links oder nach oben weg, um dem Messer auszuweichen, oder – auch das ist möglich – Sie lassen gleich das Messer aus der Hand fallen, um die Gefahr zu bannen. Der somatosensorische Cortex ermöglicht also einen exakt gesteuerten Reflex, um den Schaden zu begrenzen. Diese Fähigkeit ist überlebenswichtig. Bei Menschen, deren Schmerzreizleitung gestört ist, kommen im Thalamus keine Signale an, die der somatosensorische Cortex zuordnen könnte. Das kann dazu führen, dass sie sich schwere Verletzungen zuziehen, ohne dass sie dies bemerken.

Doch zurück zur Schmerzmatrix. Ob der Schmerz im Finger als besonders stark oder eher vernachlässigbar empfunden wird, entscheidet sich im präfrontalen Cortex, der zum Stirnhirn gehört. Dieser Bereich verknüpft die Schmerzwahrnehmung mit dem limbischen System – wo unsere Emotionen verarbeitet und abgespeichert werden – sowie mit Informationen aus dem Gedächtnis. Konkret auf den Küchenunfall bezogen, heißt das, wer eine Schnittverletzung je als fürchterlich und vor allem schmerzvoll erfahren hat und zudem beim Anblick von Blut in Panik gerät, wird den kleinen Schnitt im Finger als ausgesprochen schmerzhaft empfinden.

Erinnern Sie sich noch an mein kleines Trauma, das ich bei jeder Blutabnahme aufs Neue durchleide? Ich habe als Kind die Erfahrung gemacht, dass Blutabnehmen fürchterlich weh tut. Das heißt, mein Gedächtnis kennt nur die eine Information: Schmerz! Schlimmer noch: unerträglicher Schmerz! Die Emotionen, die mein limbisches System beizusteuern hat, sind Angst, dramatische Angst, Panik!

Wenn eine Nadel in meine Armbeuge fährt und das Signal des Stichs in meiner Großhirnrinde ankommt, kombiniert mein präfrontaler Cortex Panik mit unerträglichem Schmerz und kommt zu dem Ergebnis: »unerträgliche Schmerzen in meiner Armbeuge«, obwohl von einer überaus geschickten Krankenschwester eine kaum messbar dünne Nadel angesetzt wurde, die man eigentlich gar nicht spüren sollte. Jeder andere Mensch, der nicht meine Erfahrungen machen musste, nimmt vielleicht den Einstich wahr, aber empfindet keine Schmerzen, schon gar keine dramatischen.

Sie sehen schon anhand dieser wenigen Etappen und Einflussgrößen, wie komplex das Schmerzgeschehen ist. Und dabei habe ich mich nur auf einige wenige Mitspieler konzentriert. Außer den genannten gehören noch eine ganze Reihe weiterer Hirnareale zur Schmerzmatrix. Doch damit ich allmählich wieder zurück zum eigentlichen Thema dieses Buches, nämlich zum Placebo-Effekt, komme, kürze ich an dieser Stelle ab und komme auf die für die Schmerzregulation interessanten Bereiche zu sprechen: Bereiche, die Schmerzen zu unterdrücken vermögen.

Die körpereigene Schmerzapotheke

Zum Angebot dieser Apotheke gehört eine ganze Reihe von Botenstoffen. Neben Dopamin, Cortisol, Serotonin, verschiedenen Cannabinoiden sind es vor allem die Endorphine, die von Anbeginn der Placebo-Forschung die Aufmerksamkeit auf sich gezogen haben. Diese körpereigenen Opioide sind in ihrer Wirkung dem aus Schlafmohn gewonnenen Opium ähnlich. Sie wirken beruhigend, stimmungsaufhellend und schmerzdämpfend.

Wer einen Marathon zu bewältigen hat, schüttet beispielsweise Endorphine aus, um bis zum letzten Kilometer durchzuhalten. Vierzig Kilometer am Stück zu laufen ist nicht nur aus sportlicher Sicht eine Spitzenleistung, sondern auch eine Tortur für den Körper. Damit der Läufer die Muskel- und Gelenkschmerzen, die unweigerlich bei der enormen Belastung und Beanspruchung entstehen, nicht spürt, sorgen Endorphine dafür, dass die Schmerzen nicht wahrgenommen werden. In unserer Zeit ist die Teilnahme an einem Marathonlauf eine persönliche Entscheidung, die dem Freizeitverhalten oder den Lifestyle-Maximen des Einzelnen geschuldet ist, aber nicht über Leben und Tod entscheidet. Unsere Ururuurahnen sind allerdings nicht zum Zeitvertreib durch die Savanne gejoggt und schon gar nicht, um sich oder der Sippe etwas zu beweisen. Sie hatten ganz andere Sorgen. In erster Linie galt es, die Sippe satt zu kriegen. Und dafür mussten sie schon mal längere Strecken im Trab zurücklegen. Die Tatsache, dass ihr Körper sie dabei unterstützte, indem die beim Barfuß(!)-Laufen auftretenden Schmerzen durch Endorphine gedämpft wurden und das Hungergefühl unterdrückt wurde, war schlicht und ergreifend ein Überlebensvorteil. Dass auch Placebo-Effekte, mithin die menschliche Fähigkeit, solche zu erzeugen, ein Ergebnis evolutionärer Entwicklung sind, gilt ebenfalls als wahrscheinlich. Was dafür spricht, erfahren Sie allerdings erst weiter hinten im Buch.

Ich weiß, ich weiß, es nervt, wenn man ständig auf später vertröstet wird. Aber an dieser Stelle ist der evolutionäre Vorteil nur eine Randbemerkung. Abgesehen davon möchte auch ich, dass Sie durchhalten und das Buch bis zur letzten Seite lesen. Doch nun zurück zu den körpereigenen Opioiden.

Den ersten und für die damalige Zeit spektakulären Nachweis dafür, dass Endorphine an schmerzstillenden Placebo-Effekten beteiligt sind, erbrachten Jon D. Levine, Newton C. Gordon und Howard L. Fields von der University of California in San Francisco. Für ihr Experiment wählten sie Patienten aus, denen die Backenzähne des Unterkiefers gezogen wurden.

Dass nach einer solchen Extraktion nicht nur mit blauen Flecken, sondern vor allem mit höllischen Schmerzen zu rechnen ist, weiß jeder, dessen Gebiss nicht mehr ganz vollständig ist. Die 27 männlichen und 24 weiblichen Testpersonen wurden in Vorbereitung auf die Prozedur zunächst mit denselben Schmerzmitteln behandelt. Das heißt, die Startbedingungen waren dieselben. Nachdem die Zähne gezogen waren, wurden die Patienten nach dem Zufallsprinzip in drei

Gruppen aufgeteilt. Alle Patienten mussten zunächst die Stärke ihrer Schmerzen bewerten.

Etwa drei Stunden nach dem Eingriff wurde ihnen ein Mittel über einen Katheter verabreicht: entweder ein hochwirksames Morphin, das Schmerzen stillt, oder Naloxon, ein sogenannter Opioid-Antagonist, der die schmerzstillende Wirkung körpereigener Endorphine unterbindet und damit zwangsläufig eine Verstärkung der Zahnschmerzen mit sich bringt, oder, als dritte Variante, ein Placebo, dass allerdings als Naloxon ausgegeben wurde.

Die Patienten mussten also damit rechnen, entweder eine deutliche Schmerzreduktion zu erfahren oder aber eine deutliche Schmerzzunahme. Allerdings wusste keiner der Teilnehmer, was er bekam. Die Studie war auch in diesem Fall doppelt verblindet, das heißt, weder die Probanden noch die Prüfärzte wussten, wer womit behandelt wurde. Nachdem einige Zeit verstrichen war, mussten die Teilnehmer erneut die Intensität ihrer Schmerzen bewerten. Eine Stunde später, also mittlerweile vier Stunden nach der Zahnentfernung, erhielten die Studienteilnehmer die zweite Dosis von dem für sie unbekannten Mittel. Einige bekamen dasselbe Mittel wie beim ersten Durchlauf, andere ein anderes. Anschließend mussten sie noch einmal den Grad der gefühlten Kieferschmerzen angeben.

Aus den Veränderungen der ermittelten Schmerzempfindungen konnten die Forscher auf die Wirkung des jeweils verabreichten Präparates schließen. Von den Patienten, die bei der ersten Behandlung ein Placebo bekommen hatten, reagierten einige mit einer Schmerzreduktion beziehungsweise mit gleichbleibenden Schmerzen. Bei diesen Patienten schlug das Placebo an, und es kam gewissermaßen zu einem Placebo-Effekt im Sinne einer Schmerzreduktion.

Das traf allerdings nicht auf alle zu. Einige Patienten reagierten nämlich überhaupt nicht auf das Placebo und hatten folglich stärkere Schmerzen. Interessant war nun, dass die Patienten, bei denen in der ersten Runde ein Placebo-Effekt zustande kam, über eine Schmerzzunahme berichteten, sobald sie in der zweiten Runde Naloxon erhielten. Das klingt jetzt vielleicht ein bisschen verwirrend, aber lesen Sie trotzdem weiter, denn jetzt kommt's: Da Naloxon als Opioid-Antagonist die Wirkung von Endorphinen unterdrückt, müssen die registrierten Placebo-Effekte durch Endorphine hervorgerufen worden sein. Anders ist das nun mal nicht zu erklären. Naloxon hat also den schönen schmerzstillenden Placebo-Effekt der ersten Runde zunichtegemacht, indem es dafür gesorgt hat, dass die Endorphine nicht zum Zuge kamen. Aber es wird noch besser.

Die Forscher fanden nämlich noch einen weiteren Beleg dafür, dass die Placebo-Reaktionen das Resultat schmerzstillender Endorphine gewesen sein müssen. Denn die anderen Patienten, die in der ersten Runde nicht von dem Placebo profitieren konnten und daher mit zunehmenden Schmerzen zu kämpfen hatten, berichteten nach der zweiten Runde, in der sie ebenfalls Naloxon erhielten, über keine weitere Schmerzzunahme.

Tja, was hat das wohl zu bedeuten? Ganz einfach: Diese Teilnehmer haben ja nun mal erwiesenermaßen keinen Placebo-Effekt erfahren, bei dem die schmerzdämpfenden Endorphine zum Einsatz gekommen sind. Und wo keine Endorphine vorhanden sind, kann Naloxon auch nicht deren Wirkung unterdrücken. Die Ergebnisse dieses aus dem Jahr 1978 stammenden Experiments konnten wiederholt durch andere Studien bestätigt werden. Allerdings ist das körpereigene Opioidsystem nicht die einzige Stellschraube, an der im Fall einer Placebo-Analgesie gedreht wird.

Seit den siebziger Jahren haben sich die bildgebenden Verfahren deutlich verbessert, so dass Placebo-Forscher mittlerweile dabei zusehen können, wie das menschliche Gehirn auf Schmerzreize reagiert und welche Regionen des Hirns schmerzhemmend einschreiten, sobald beispielsweise positive Suggestionen einen Placebo-Effekt erzeugen. Auch in der Schmerzforschung setzen Wissenschaftler auf die Positronen-Emissions-Tomographie, über deren Einsatz ich bereits im Zusammenhang mit Placebo-Effekten bei Parkinson-Patienten berichtet habe. Bei der Beobachtung von schmerzregulierenden Mechanismen im Gehirn kommen ebenfalls radioaktiv markierte Substanzen zum Einsatz. Solche Substanzen, die in ihrer Struktur körpereigenen Opioiden ähnlich sind, können an sogenannte Opioid-Rezeptoren anbinden, die in verschiedenen Hirnregionen vorhanden sind.

Erst durch das Andocken eines Opioids an einen dafür vorgesehenen Rezeptor kann sich die schmerzdämpfende Wirkung entfalten. Das Prinzip ist ähnlich der Schlüssel-Schloss-Technik. Das Opioid ist der Schlüssel, der zu einem bestimmten Schloss, nämlich zum richtigen Rezeptor, passen muss. Opioid-Rezeptoren reagieren gleichermaßen auf körpereigene Schmerzhemmstoffe – etwa Endorphine – und auf synthetische Schmerzmittel, die man beispielsweise in Form einer Schmerztablette zu sich nimmt. Wenn Forscher nun einer Testperson ein radioaktiv markiertes Schmerzmittel verabreichen, was üblicherweise intravenös erfolgt, können sie mit Hilfe der bildgebenden Technik genau verfolgen, in welchen Hirnregionen die zugeführten Opiate an die dafür vorgesehenen Rezeptoren andocken. Gehen wir von einem Standardexperiment zur Überprüfung von Placebo-Effekten bei Schmerzreizen aus.

Der Testperson wird ein Hitzereiz am Unterarm beigebracht. Gleichzeitig wird ihr das radioaktiv markierte Schmerzmittel über einen Katheter zugeführt. Der Person wird in den freundlichsten Worten erklärt, dass der Schmerz gleich nachlassen wird. Produziert das Gehirn in Erwartung einer Schmerzreduktion selbst Opioide, erkennen die Forscher das daran, dass das radioaktiv markierte Schmerzmittel deutlich weniger an den dafür vorgesehenen Rezeptoren andockt. Warum? Die Rezeptoren sind schon belegt durch die vom Gehirn selbst produzierten Schmerzhemmstoffe, darunter die schon mehrfach erwähnten Endorphine.

Eine Region, in der besonders viele Opioid-Rezeptoren vorkommen, ist das sogenannte rostrale anteriore Cingulum. In diesem Bereich wurden deutlich geringere Mengen des radioaktiv markierten Opiats registriert, was auf eine Beteiligung des rostralen anterioren Cingulums an der Placebo-Analgesie schließen lässt und ein neuerlicher Beweis für die Mitwirkung körpereigener Opioide ist. Auch bei der Einnahme hochwirksamer Schmerzmittel ist das Cingulum involviert. Ein Forscherteam um den schwedischen Hirnforscher Predrag Petrovic konnte zeigen, dass diese Region immer mit von der Partie ist, wenn Schmerzen unterdrückt werden, egal ob durch ein aktives Schmerzmittel oder durch Placebo. Sie haben allerdings auch entdeckt, dass das Gehirn im Fall einer Placebo-Analgesie zum Teil andere Strategien anwendet als bei der Gabe einer Schmerztablette.

Die positive Erwartung, die einer Placebo-Analgesie vorausgeht, wird offenkundig im präfrontalen Cortex generiert, der ja auch eine entscheidende Rolle bei der Schmerzbewertung spielt. Nachdem der präfrontale Cortex eine positive Erwartung aufgebaut hat, setzt er sich mit anderen Arealen in Verbindung, die ebenfalls an der Schmerzverarbeitung beteiligt sind. Dazu gehört eine Region mit dem ziemlich exotisch klingenden Namen periaquäduktales Grau. Dieses Grau scheint nun dazu beizutragen, dass die über das Rückenmark angelieferten Schmerzreize erst gar nicht im Gehirn ankommen. Denken Sie an den langen Weg, den der Schmerzreiz nach dem Küchenunfall von der Fingerkuppe bis zur Großhirnrinde zurückgelegt. Im Fall einer Placebo-Analgesie schickt das Gehirn dem »aufsteigenden« Signal eine ordentliche Ladung Botenstoffe entgegen – Endorphine und andere schmerzhemmende Substanzen. Und die sind dafür verantwortlich, dass das Schmerzsignal bereits im Rückenmark gestoppt wird.

Wissenschaftler wie der Schmerzforscher Walter Zieglgänsberger sprechen in diesem Zusammenhang vom sogenannten *Gating*. Das englische Gate ist bei uns das Tor. Und das Rückenmark verfügt über mehrere solcher Tore und Schleusen. Die schmerzhemmenden Botenstoffe aus dem Gehirn sorgen nun dafür, dass all die Türchen und Schleusen verriegelt werden, so dass keine oder zumindest deutlich weniger Schmerzsignale nach oben weitergeleitet werden. Und Signale, die nicht ankommen, können auch nicht als Schmerz interpretiert werden.

Allerdings profitieren nicht alle Patienten von dieser Form der körpereigenen Schmerzhemmung. Menschen, die an Morbus Alzheimer leiden, sind nicht beziehungsweise nur in eingeschränktem Maße in der Lage, eine positive Erwartung zu generieren, wenn die dafür zuständigen Strukturen im präfrontalen Cortex infolge der Erkrankung ganz oder zum Teil zerstört wurden. Egal wie freundlich oder empathisch die betreuenden Mediziner und das Pflegepersonal auch sein mögen, Placebo-Effekte lassen sich bei Alzheimerpatienten nicht beziehungsweise – je nach Ausmaß der Degeneration – nur in reduziertem Maße erzeugen. Das hat natürlich Konsequenzen für die Verabreichung entsprechender Schmerzmittel. Wenn man davon ausgeht, dass ein Teil der lindernden Wirkung eines pharmazeutischen Schmerzmittels dem Placebo-Effekt zuzuschreiben ist, dann fehlt dieser Teil bei Alzheimerpatienten und müsste vermutlich durch eine höhere Dosierung der Medikamente ausgeglichen werden. Dass dieser Malus nicht auf Schmerzgeschehen beschränkt ist, sondern Patienten mit Demenzerkrankungen generell weniger bis gar nicht von Placebo-Effekten profitieren, müsste grundsätzlich bei der Behandlung dieser Menschen berücksichtigt werden.

Doch ich will noch einmal auf die Placebo-Analgesie zurückkommen. Offenkundig hat unser zentrales Nervensystem – also die Einheit aus Rückenmark und Gehirn – diverse Strategien entwickelt, um auf Schmerzen zu reagieren und sie kontrollieren zu können. Ich habe Professor Walter Zieglgänsberger, einen der renommiertesten Schmerzforscher unseres Landes, der heute unter anderem am Max-Planck-Institut für Psychiatrie in München arbeitet, gefragt, was es mit den Schmerzsteuerungsstrategien auf sich hat und welchem Zweck sie gehorchen. Er hat dazu ein ziemlich einprägsames Szenario entworfen:

»Wenn jemand einen schweren Verkehrsunfall erleidet und sich dabei beide Beine bricht, muss er höllische Schmerzen durchleiden. Nach menschlichem Ermessen wird er sich möglichst ruhig halten und jede unnötige Bewegung vermeiden. Beginnt das Auto jedoch zu brennen, muss er sich bewegen, will er nicht in den Flammen umkommen. In einer solchen existentiell bedrohlichen Situation ist der Schmerz nicht nur lästig, sondern lebensgefährlich. Damit er aus dem Auto kriechen und sich in Sicherheit bringen kann, werden alle schmerzunterdrückenden Einheiten des Körpers in Stellung gebracht. Vorübergehend wird der Schmerz tatsächlich abnehmen.«

Dieses Beispiel zeigt eindrücklich, dass die Fähigkeit, Schmerzen zu unterdrücken, über Leben und Tod entscheiden kann und daher das Ergebnis unserer evolutionären Entwicklung sein muss. Sehen Sie, so lange mussten Sie gar nicht warten. Hier kommen schon die versprochenen Einlassungen zum entwicklungsgeschichtlichen Ursprung des Placebo-Effektes. Dass dem so sein könnte, dafür spricht nicht nur der Überlebensvorteil, der etwa mit beruhigenden und schmerzstillenden Placebo-Effekten einhergeht, sondern auch unser gesamtes Sozialverhalten.

Weniger Schmerzen in der Sippe

Placebo-Effekte beruhen auf positiven Erwartungen und auf Erfahrungen, die wir durch Konditionierung beziehungsweise soziales Lernen machen. Dass empathische Ärzte und andere Therapeuten in der Lage sind, durch eine fürsorgliche Anteilnahme Placebo-Effekte hervorzurufen, habe ich in diesem Buch bereits mehrfach dargelegt. Aber bevor ein Arzt unser Vertrauen gewinnen kann, müssen wir erst einmal wissen, welchen Personen wir uns anvertrauen können und bei welchen Menschen eher Vorsicht angezeigt ist. Die Fähigkeit zu vertrauen müssen wir regelrecht erlernen. Und wo lernen wir zuallererst? In dem sozialen Umfeld, in das wir hineingeboren werden und in dem wir aufwachsen.

Das ist zunächst einmal die Familie. Je nachdem, wie die wichtigsten Bezugspersonen – also Mutter und Vater oder wer in der frühen Phase bis etwa zum dritten Lebensjahr ein Kind betreut – auf kindliche Regungen reagieren, weiß ein Baby, wann es sich auf wen verlassen kann. Mit seinen eingeschränkten Möglichkeiten spricht das kleine Menschenkind seine Bezugspersonen gezielt an, um sich ihrer Unterstützung zu versichern. Und das tut es sein Leben lang. Was glauben Sie, warum suchen wir Menschen den Blick des anderen, wenn wir uns mit ihm auseinandersetzen wollen oder müssen? Weil diese minimale mimische Reaktion uns in kürzester Zeit sagt, mit wem wir es zu tun haben und wie unser Gegenüber – salopp formuliert – gerade drauf ist. Solche nonverbalen Informationen verarbeitet unser Gehirn viel schneller als Worte, und sie sind unverfälschter und daher zuverlässiger als in Worte gekleidete Versprechen und Beteuerungen.

Dass das Leben in der Gemeinschaft mit erheblichen Überlebensvorteilen einhergeht, liegt auf der Hand. Auch wenn man mittlerweile gut und gerne allein leben kann, so ist man auch als Single Teil der Gemeinschaft. Heute kann man sich eben kaufen, wofür die Sippe früher geradestand: Schutz, Unterkunft, Nahrung und alles, was man so zum Leben braucht. Wurde man früher vom Clan ausgesetzt, dann war das eine Strafe, genau genommen eine Todesstrafe. Denn ohne die Gemeinschaft war man verloren, musste entweder vor Hunger sterben oder war wilden Tieren schutzlos ausgeliefert.

Doch der Vorteil, den das Leben in der Gemeinschaft mit sich bringt – und jetzt spreche ich nicht von der anonymen Gesellschaft, sondern von der kleinsten denkbaren Einheit, nämlich der Familie oder der Paarbeziehung –, geht weit über Versorgung und Schutz hinaus.

Eine Beziehung – vorausgesetzt, sie funktioniert einigermaßen und die Partner fühlen sich wohl darin – garantiert zwar nicht immer Schutz vor finanziellem oder anderweitigem Ruin, aber sie gewährt etwas, was man nicht kaufen kann: Zuwendung, Verständnis, Obhut, Anteilnahme; allesamt Faktoren, die das menschliche Wohlbefinden und in letzter Konsequenz auch die Gesundheit stärken. Die Tatsache, dass wir es uns heute erlauben können, allein zu leben, dass wir zwischen Gemeinschaft und Eremitendasein wählen dürfen, sagt noch nichts über die Qualität der jeweiligen

Lebensform aus. Werfen wir noch einmal einen Blick auf unsere soziale Entwicklung: Wir Menschen sind ja nicht wie die meisten Tiere nach wenigen Monaten »flügge«, sondern brauchen ziemlich lange, bis wir in der Lage sind, das Leben auch ohne permanente Unterstützung der Eltern zu meistern. (Dass manch junger Mensch das Hotel Mama heutzutage deutlich länger beansprucht, als dies eigentlich notwendig ist, hat weniger mit der Evolution zu tun als mit der aktuellen Arbeitsmarktsituation und vielleicht auch mit einer gehörigen Portion Bequemlichkeit. Früher hat man das Haus verlassen, sobald man im arbeitsfähigen Alter war und seine Brötchen selbst verdienen konnte; doch das nur am Rande.)

Bis wir Menschen das heimische Nest verlassen, haben wir unzählige Male ausprobiert, wem wir in welcher Situation vertrauen können. Und viel wichtiger noch: Wir haben unzählige Male erfahren, dass wir uns auf Mutter, Vater, Oma und alle, die uns großgezogen haben, verlassen können in Situationen, die für uns unangenehm oder sogar brenzlig sind.

Wenn ein Baby schreit, weil es Hunger hat oder die Windel voll ist, kann es sich darauf verlassen, dass eine Person seines Vertrauens herbeieilt und es von seiner Pein befreit. Wenn ein Kleinkind stolpert und sich beim Fallen die Knie aufkratzt, wird ein Familienmitglied zur Stelle sein, um es in den Arm zu nehmen, Trost zu spenden und im Zweifelsfall ein Pflaster aufzukleben. Und dann geschieht das Wunder, das in der aktuellen Forschung als Placebo-Effekt bezeichnet wird und doch nichts anderes ist als ein erlernter Prozess der Schadensbegrenzung. Gehen wir noch mal Schritt für Schritt durch und schauen, was passiert: Das Kind fällt hin und tut sich weh. Es schreit, nicht nur, weil das Knie schmerzt, sondern weil es sich erschreckt hat und mit der Situation überfordert ist. Der Schrei alarmiert die Mutter, die sofort herbeieilt. Schon mit ihrem Eintreffen weiß der kleine Knirps: Mama ist da und wird mir helfen.

Und weil Mama das macht, was Mütter nun einmal machen, nämlich ihrem Kind Zuwendung schenkt, auf sein Wehwehchen eingeht und es verarztet, atmet das Kleine auf und entspannt sich. Aber diese Entspannung wird ebenfalls im Gehirn erzeugt. Das schüttet nämlich Stoffe aus, die beruhigend wirken und die Schmerzen dämpfen. Denn Mama hat zwar dreimal auf das Knie gepustet und »Heile, heile Gänschen« gesungen, aber sie hat kein Schmerzspray zur Anwendung gebracht und dem Kleinen auch keine anderen Medikamente verabreicht. Warum also ist das Kind schon nach kurzer Zeit beruhigt und schreit nicht mehr »Aua«? Weil sein Gehirn die Schleusen der Hausapotheke geöffnet und die Schmerzen weggezaubert hat.

Vermutlich trägt auch das bereits erwähnte Hormon Oxytocin zur Schmerzstillung bei. Die Mutter nimmt ihr Kind in den Arm und drückt es an sich, streicht ihm über den Schopf und hält es fest umschlungen. All diese Berührungen und Versicherungen führen zur Ausschüttung von Oxytocin, und das wiederum kurbelt den Placebo-Effekt an. Sie sehen schon, wie fein dieses Räderwerk der körpereigenen Apotheke entwickelt ist und wie wichtig Berührung, Nähe und Vertrauen für unsere Gesundheit sind. Ein Mensch, der auf diese Weise groß geworden ist, der sich immer darauf verlassen konnte, dass ihm im Notfall jemand zur Seite steht und hilft, wird vermutlich auch als Erwachsener von der Fähigkeit zur Selbstheilung oder – was in diesem Fall zutreffender ist – Schmerzbefreiung profitieren können. Wenn ein solcher Mensch auf einen Arzt trifft, der vertrauenerweckend wirkt, dann kann dies eine fruchtbare therapeutische Beziehung werden, die dem Patienten zum Wohle gereicht. Denn der Placebo-Effekt – das wissen Sie ja mittlerweile, wenn Sie aufmerksam Seite für Seite bis hierhin gelesen haben – macht einen beträchtlichen Anteil eines Therapieerfolgs aus.

Allerdings, und darauf hat Professor Zieglgänsberger in unserem Gespräch mehrfach hingewiesen, muss der Arzt das in ihn gesetzte Vertrauen auch unter Beweis stellen. Es nützt dem Patienten wenig, wenn der Arzt nett ist, ihn mit einem warmherzigen Händedruck empfängt und sich nach der Familie erkundigt, wenn er nicht auch in der Lage ist, das gesundheitliche Problem des Patienten zu lösen. Vertrauen ist nichts anderes als ein Kredit. Wird es enttäuscht, kann der Schuss gewaltig nach hinten losgehen und großen Schaden anrichten. Der Schaden, von dem hier die Rede ist, heißt dann Nocebo-Effekt. Der kann auch dann erzeugt werden, wenn ein Arzt das gesundheitliche Problem seines Patienten nicht ernst nimmt und mit der flapsigen Bemerkung: »Alles halb so schlimm, das haben wir gleich ...«, abtut. Gute Ärzte müssen eben nicht nur über Fachkenntnisse in ihrem Gebiet verfügen, sondern auch über psychologische Fähigkeiten.

Denn enttäuschte Patienten begegnen dem nächsten Arzt nicht mit Hoffnung, sondern zunächst einmal mit Skepsis, will heißen mit einer negativen Erwartung. Dieser Arzt hat dann den schwarzen Peter und muss in mühevollster Kleinarbeit das Vertrauen des Patienten in seine Zunft wiederherstellen. Dabei bedarf es nicht nur vieler guter Worte, sondern auch garantierter Heilerfolge, um den Schaden, den der Kollege angerichtet hat, auszubügeln und den Patienten langsam, aber sicher davon zu überzeugen, dass nicht alle Ärzte unfähig sind, sondern dass er einfach nur in einem unglücklichen Moment an den falschen geraten ist.

All das sind Lernprozesse in die eine und in die andere Richtung. Und das Gelernte wird im Gehirn abgespeichert. Das heißt, ob wir von Placebo-Effekten profitieren, hängt nicht nur von der im konkreten Krankheitsfall generierten Erwartungshaltung ab, sondern auch von den Erfahrungen, die wir in unserem Leben bis dahin gemacht haben. Das gilt auch und ganz besonders für Schmerzen. Vor allem Menschen mit chronischen Schmerzgeschehen haben ein sogenanntes Schmerzgedächtnis entwickelt. Sobald sie in eine Situation geraten, die sie mit Schmerzen assoziieren, reagieren ihre Nerven überzogen, mit der Konsequenz einer extrem starken Schmerzreaktion. Aber – und das ist die gute Nachricht – der Mensch kann nicht nur lernen, sondern auch umlernen, will heißen, erlernte Schmerzen können wieder verlernt werden.

Schmerzen anders und neu bewerten

Mal angenommen, Sie sind beim Skifahren auf den Allerwertesten gefallen und haben sich das Steißbein verletzt, dann werden Sie vermutlich vor lauter Schmerz ins Kissen beißen. Dieses winzige Überbleibsel des einstmals vorhandenen Schwanzes, den unsere Urahnen hatten, ist mit so vielen Nerven, Muskeln und Bändern verbunden, dass bei einer Verletzung eine ganze Batterie von Nozizeptoren Schmerzsignale weiterleitet. Richtig gemein wird es, wenn sich der Steiß entzündet. Dann kommen die Nervenzellen überhaupt nicht mehr zur Ruhe und übertragen ununterbrochen Signale ans Gehirn.

Das ganze Schmerzreizleitsystem ist hyperaktiv und in ständiger Alarmbereitschaft. Dummerweise ist das Steißbein bei so ziemlich allen Bewegungen involviert. Sie können es nicht einfach mal ruhigstellen wie ein Bein, das vorübergehend in Gips gebettet ist. Egal, ob Sie liegen oder gehen: Bei jeder dieser Bewegungen zieht und zerrt es am Steiß, und das tut höllisch weh. Richtig schlimm wird es beim Sitzen; das geht nämlich genau genommen gar nicht, weil Sie, je nachdem, wie gut Ihr Popo gepolstert ist, immer auf dem Steiß landen oder selbiger zumindest touchiert wird. Dafür gibt es sogenannte Sitzringe. Die sehen aus wie ein Schwimmreifen. Man sitzt auf dem Rand, und der Steiß hängt in der Luft. Solche Hilfsmittel bringen zumindest ein wenig Erleichterung, aber sie beheben das Problem nicht. Wenn eine solche Verletzung nicht sofort mit adäquaten Analgetika behandelt wird, kann der Schmerz chronifizieren. Das Gehirn lernt gewissermaßen, dass Sitzen mit Schmerzen einhergeht. Und jedes Mal, wenn Sie sich setzen wollen, geraten Sie in Panik, weil Sie Angst haben, dass der Schmerz gleich wieder kommt.

Die Angst kommt nicht von ungefähr, sondern erfüllt schon eine konkrete Funktion. Die Angst ermahnt Sie, beim nächsten Skiurlaub nicht ganz so forsch die Piste runterzupreschen, damit Sie nicht noch einmal auf dem Hinterteil landen und erneut solche Schmerzen erleiden müssen. Das ist sozusagen die positive und sinnvolle Seite des Schmerzes.

Aber die Panik, in die Sie beim Anblick eines Stuhls geraten, ist kontraproduktiv und verheerend. Dass Angst sowohl Nocebo-Effekte beflügeln und ganz konkret das Schmerzempfinden verstärken kann, habe ich bereits geschildert. Erinnern Sie sich noch an Benedettis Versuche, die zu dem Ergebnis führten, dass Angst vor zunehmenden Schmerzen tatsächlich die Schmerzwahrnehmung verstärkt?

Doch wie kommt es zum Schmerzgedächtnis und damit zu chronischen Schmerzen? Der immer wiederkehrende Schmerzreiz sorgt dafür, dass die Nervenzellen in ständiger Habtachtstellung sind. Das hat zur Folge, dass sie auch den geringsten und vernachlässigbaren Reiz ans Gehirn weiterleiten. Sie müssen sich das in etwa so vorstellen: Wenn Sie mit Ihren Nerven am Ende sind und Ihr Nervensystem schon im roten Bereich ist, weil der Druck im Job zunimmt, von dem Sie nicht wissen, wie lange Sie ihn noch haben, Ihre Kinder in der Pubertät sind und Ihre ganze Kraft beanspruchen, Sie möglicherweise auch noch in die Menopause geraten und genau genommen mehr Zeit und Ruhe für sich bräuchten, sich aber auch noch um Ihre kranke Mutter kümmern wollen, dann kriechen Sie auf dem Zahnfleisch. Sie sind in einem derart angespannten Zustand, dass alles, was jetzt noch obendrauf kommt, das Fass zum Überlaufen bringt. Warum? Sie kommen nicht mehr zur Ruhe, Ihr Sympathikus ist im Dauereinsatz, und jedes Signal wird registriert und sofort weitergeleitet.

Man spricht in diesem Zusammenhang auch vom Kampf-und-Flucht-Modus, will heißen, Sie sind immer auf der Hut und jederzeit bereit, alle verfügbaren Kräfte zu mobilisieren, um Gefahren für Leib und Leben abzuwenden. Auch diese Fähigkeit ist das Ergebnis unserer evolutionären Entwicklung. Bei ihren Streifzügen durch die Savanne mussten unsere Ahnen immer damit rechnen, dass irgendein wildes Tier hinter dem nächsten Busch lauert. Ihr ganzes System war in Alarmbereitschaft, damit sie im Fall der Fälle die Beine in die Hand nehmen und die Flucht ergreifen beziehungsweise den Angreifer zur Strecke bringen können.

Da schießen dann ordentlich Stresshormone in die Blutbahnen und mobilisieren alle verfügbaren Kräfte. Alles, was im Moment der Flucht beziehungsweise des Kampfes nicht wichtig ist, wird runtergefahren, etwa die Verdauung. Die kann warten, bis der Gegner bezwungen ist. Dass Erholung und Entspannung in einem solchen Moment, der über Leben und Tod entscheiden kann, das Letzte sind, was man braucht, liegt in der Natur der Sache. Im Augenblick der Gefahr ist der Mensch hochkonzentriert und registriert jede Regung um ihn herum, damit er sofort reagieren kann. Wir sind also darauf angewiesen, dass unseren Sensoren kein Signal entgeht. Aber das gilt eben nur für einen überschaubaren Zeitraum. Sobald das wilde Tier bezwungen ist oder der Jäger sich in Sicherheit bringen konnte, kann er durchatmen und entspannen. Wenn die Gefahr gebannt ist, normalisiert sich das System. Alle Geräusche und Umweltreize, die vorher überlebenswichtig waren, spielen dann keine oder nur mehr eine untergeordnete Rolle und werden daher auch nicht mehr so gut registriert. Auch das ist letztlich eine Schutzfunktion. Wenn Sie ständig im Kampf-und-Flucht-Modus leben, verschleißen Sie – ich verwende jetzt absichtlich diesen technischen Terminus – zu stark und werden über kurz oder lang krank.

Nun ist der Mensch allerdings keine Maschine, deren Teile nach Dauerbetrieb ausgetauscht werden können. Nach Phasen der Anspannung muss auch wieder Ruhe einkehren, damit sich der Körper erholen und regenerieren kann. Wir haben ja das, was wir salopp als Hausapotheke oder Selbstheilungskräfte bezeichnen, nicht umsonst. Der Körper kann sich in gewissem Maße selbst heilen. Allerdings geht das nur, wenn man ihn lässt. Und dafür braucht er Ruhe.

So, und jetzt zurück zu Ihrem Kampf-und-Flucht-Modus. Wenn Sie einer Dauerbelastung in Beruf und Familie ausgesetzt sind und sich keine Auszeit gönnen, um das System auch mal wieder zur Ruhe kommen zu lassen, sind Ihre Sensoren permanent im Einsatz und registrieren alles um Sie herum.

Früher haben Sie möglicherweise das Zwitschern der Vögel geliebt. Sie konnten sich daran ergötzen und haben die Fenster geöffnet, um dem Gesang der Amsel zu lauschen. Doch in Ihrer Angespanntheit empfinden Sie das Zwitschern nicht als Gesang, sondern als Lärm. Oder es schlägt jemand die Tür etwas kräftig zu und Sie zucken zusammen, obwohl es überhaupt nicht laut war. Sie stören sich an allem und jedem, weil jeder noch so kleine Reiz weitergeleitet wird, anstatt ignoriert zu werden. Der Volksmund spricht nicht umsonst von einem dünnen Nervenkostüm oder davon, dass man »am Anschlag« ist. Die Überbelastung durch die ständig auf Sie einprasselnden Reize ist einfach zu groß und überfordert Ihren Körper.

So, das war jetzt ein langer Schlenker auf dem Weg zum Schmerzgedächtnis. Aber das funktioniert ganz ähnlich. Durch die permanente Reizungen Ihres Steißbeins, vor allem beim Sitzen, ist Ihr Schmerzleitsystem hypersensibel und in ständiger Habtachtstellung. Die Schaltstellen im Rückenmark leiten jeden Reiz weiter ans Gehirn, auch wenn dieser vielleicht vernachlässigbar wäre. Und was macht das Gehirn mit diesen Signalen? Der präfrontale Cortex kombiniert das Signal, das dem Steißbein zugeordnet wird, mit Informationen aus dem Gedächtnis – die da sagen: »Sitzen tut höllisch weh!« Dann rechnet der Cortex noch die emotionale Bewertung des Schmerzsignals dazu – das sind dann Angst und Leid –, und heraus kommt eine extreme Schmerzwahrnehmung.

Irgendwann schaukelt sich das Ganze so weit hoch, dass schon der Gedanke ans Sitzen zu Schmerzen führt, obwohl Sie noch nicht einmal Platz genommen haben. Allein die Erwartung, dass der Po weh tut, führt dazu, dass Sie es tunlichst vermeiden, überhaupt noch zu sitzen, und stattdessen alle nur denkbaren Schonhaltungen einnehmen. Sie ziehen sich immer mehr zurück und begeben sich in die freiwillige Isolation. Der Teufelskreis, in den Sie da geraten sind, mündet nicht selten in eine depressive Verstimmung. Irgendwann weiß keiner mehr, welches Problem ursächlich war. Das Leben macht Ihnen keinen Spaß mehr; es ist eine einzige Tortur.

Damit es gar nicht erst so weit kommt, plädiert Walter Zieglgänsberger ganz entschieden dafür, Schmerzen zu behandeln, bevor sie chronifizieren, das heißt: Patienten mit Schmerzen brauchen sofort wirksame Hilfe, und – und das geht jetzt an die Adresse der Betroffenen – sie müssen sich auch helfen lassen und die verordneten Medikamente beziehungsweise Behandlungen annehmen und umsetzen. Therapie erfordert immer auch die aktive Mitwirkung des Patienten.

Wenn das Kind allerdings schon in den Brunnen gefallen und das Schmerzgedächtnis aktiviert ist, hilft nur eins: die Schmerzen mit Hilfe von Medikamenten oder anderen Therapiemaßnahmen lindern und dem Patienten gleichzeitig dazu verhelfen, die Angst vor dem wiederkehrenden Schmerz abzubauen. Auch hier spielt das Vertrauen, das der Patient in die Fähigkeiten des Arztes setzt, eine große Rolle. Kann der Arzt ihm glaubhaft das Gefühl vermitteln, seine Schmerzen lindern zu können, ist schon mal viel gewonnen. Denn allein die hoffnungsvolle Erwartung, dass es bald besser wird, hilft schon, die übermächtige Angst abzubauen und aufzulösen. Sie sehen auch hier, wie wichtig ein gutes Arzt-Patient-Verhältnis ist und dass ein guter Therapeut über beides verfügen muss: Fachkompetenz und Empathie. Ist die Angst vor neuerlichen Schmerzattacken erst einmal gezähmt, kann das Schmerzgedächtnis überschrieben werden. Und jetzt ist der Patient gefragt.

Professor Zieglgänsberger hat die Möglichkeit, Schmerzen zu verlernen, anhand eines schönen Beispiels beschrieben, das gut zur Steißbeingeschichte passt. Stellen Sie sich vor, Sie gehen für Ihr Leben gern in die Oper. Doch seit dieser Steißbeinarie trauen Sie sich einfach nicht mehr, weil Sie Angst vor den Schmerzen haben. Sie verzichten also auf etwas, das Ihnen große Freude bereitet, nur um dem Schmerz auszuweichen. Wenn Sie allerdings vor dem Opernbesuch ein wirksames Schmerzmedikament einnehmen, das Ihre

Schmerzwahrnehmung zuverlässig unterdrückt, und sich dann schick machen, werden Sie aller Voraussicht nach einen wunderbaren Abend erleben.

Die schmerzhemmende Wirkung des Medikaments wird zusätzlich dadurch unterstützt, dass Sie sich freuen und seit langer Zeit endlich wieder zu positiven Emotionen fähig sind. Die Sopranistin rührt sie zu Tränen, der verwegene Tenor bringt Ihr Blut in Wallung, und der Chor versöhnt Sie mit der Welt. Für all die Pein der letzten Monate, die Sie von Schmerzen geplagt zu Hause eingesperrt waren, werden Sie nun entschädigt. Es ist, als erwachten Ihre Lebensgeister neu. Die Oper ist deshalb ein so gutes Beispiel, weil Musik an Ihr Innerstes rührt und Gefühle erzeugen kann, die Ihre Stimmung heben und Sie all die Schmerzen vergessen lassen. Und warum ist das so? Auch das ist das Werk von Endorphinen und anderen Botenstoffen.

Mit diesem Erlebnis haben Sie eine wichtige Erfahrung gemacht. Sie wissen jetzt, dass Sie mehrere Stunden am Stück sitzen können, ohne zu leiden. Nach diesem Opernbesuch verbinden Sie einen Stuhl nicht mehr sofort mit einem Folterinstrument, sondern mit dem wunderbaren Musikgenuss, den Sie nicht mehr missen möchten. Warum sollten Sie auch? Und weil Ihnen die Oper so gutgetan hat, gehen Sie fortan regelmäßig in das Musiktheater Ihrer Stadt. Anfangs nehmen Sie noch Ihre Schmerztabletten, und Sie haben zur Sicherheit auch immer eine Reservetablette dabei. Aber irgendwann vergessen Sie sie und brauchen sie auch nicht mehr. Das heißt nicht, dass es nicht hin und wieder im Po zwickt, wenn Sie sich ungünstig oder auf eine harte Unterlage setzen. Aber Sie haben keine Angst davor und geraten nicht mehr in Panik. Das Schmerzsignal wird zwar immer noch übertragen, aber in deutlich abgeschwächter Form, und – und das ist das Ausschlaggebende – Sie bewerten den Schmerz, wenn er denn mal auftritt, nicht mehr negativ und verbinden keine negativen Erinnerungen damit.

Das Ablenkungsmanöver in der Oper zeigt eindrücklich, dass und warum Ablenkung so wichtig ist. Wenn Sie mit Ihrer Aufmerksamkeit auf der Bühne bei den Darstellern sind, spielt der Schmerz keine Rolle. Sie beachten ihn einfach nicht, und deshalb kann er auch nicht mehr Ihr Leben dominieren. Gleichzeitig bilden Sie neue Assoziationen mit dem Vorgang des Sitzens, zum Beispiel, dass Sitzen nicht weh tut und zudem mit einem überaus angenehmen Musikgenuss einhergehen kann. Indem Sie Sitzen neu bewerten, lässt Ihr Schmerzgedächtnis peu à peu nach. Irgendwann sind die alten negativen Erinnerungen an den Schmerz durch die neu erlernten Erfahrungen des Musikgenusses und der Schmerzfreiheit überschrieben, auch wenn das dauern kann. Dieser Prozess wird auch als *relearning* bezeichnet, was auf Deutsch so viel wie umlernen oder auch neu lernen bedeutet.

Ich habe das Beispiel mit dem Steißbeinschmerz nicht zufällig gewählt, sondern weil ich all das auch selbst erfahren habe. Ich bin zwar nicht beim Skifahren gefallen, sondern habe mir den Steiß schlicht und ergreifend durch zu langes und falsches Sitzen entzündet, aber es hat fast ein Jahr gedauert, bis ich wieder schmerzfrei war. Und glauben Sie mir, ich habe in diesem Jahr auf vieles von dem, was mir Freude bereitet, verzichtet. Hätte ich damals gewusst, wie ich diesen langen Leidensweg abkürzen kann, hätte ich die Hilfe eines guten Schmerztherapeuten gesucht und ich hätte vor allem Schmerzmittel genommen, was ich dummerweise nicht getan habe.

Für den Pharmakologen und Schmerzforscher Walter Zieglgänsberger sind solche Medikamente eine heilbringende Lösung, um den Teufelskreis aus Angst und Schmerzerleben gar nicht erst aufkommen zu lassen. Aber: Sie sollten eine Übergangslösung sein und nur eine Brückenfunktion übernehmen. So wie man sich einer Krücke bedient, wenn das Bein gebrochen ist, und diese wieder in die Ecke stellt, sobald der Bruch verheilt ist, kann man in der akuten Schmerzphase auch auf Tabletten setzen. Aber irgendwann sollte man die Einnahme von Medikamenten einstellen und dem körpereigenen Schmerzsystem die Führung überlassen. Medizin sollte nur eine Hilfsmaßnahme sein und den Körper vorübergehend unterstützen. Wir sind nicht umsonst in der Lage, Schmerzen zu unterdrücken oder zu dämpfen. Am Ende der Tage sollte man eher das körpereigene Schmerzhemmsystem unterstützen als Medikamente einwerfen. Walter Zieglgänsberger hat dafür den beschwingten Slogan »Tango statt Fango« geprägt.

Tango statt Fango

Was hat der Schmerzforscher damit gemeint? Nun, Patienten sollen und dürfen die Hilfe von Medizinern in Anspruch nehmen. Dafür sind sie da, und wir können wirklich dankbar sein, dass es hochspezialisierte Fachleute gibt, die ein immer tiefer gehendes Verständnis von den Abläufen und Zusammenhängen des menschlichen Körpers entwickeln. Es ist beeindruckend, mit welcher Präzision Chirurgen beispielsweise minimalinvasive Eingriffe vornehmen. Aber das sind Not- und Hilfsmaßnahmen für Extremsituationen wie Unfälle, Herzinfarkte oder andere akute Erkrankungen. Medizinische Maßnahmen können immer nur einen Anstoß geben und einen Stein ins Rollen bringen. Irgendwann muss der Körper – mithin die körpereigene Apotheke – selbst übernehmen. Auch Patienten, die auf dauerhafte medikamentöse Behandlung angewiesen sind, etwa Bluthochdruckpatienten oder Diabetiker, können die körpereigene Fähigkeit zur Heilung unterstützen, indem sie aktiv werden. Das hat nicht zwingend zur Folge, dass Medikamente abgesetzt werden können. Aber möglicherweise kann die Dosis reduziert, in jedem Fall die Wirkung eines Medikaments verstärkt werden, wenn Patienten ihren Beitrag zur Genesung oder Symptomlinderung leisten.

Bleiben wir beim Schmerzgeschehen. Viele Menschen leiden unter chronischen Rückenschmerzen. Die Ursachen sind individuell verschieden, aber oft genug begünstigen einseitige Belastungen oder Fehlhaltungen die Schmerzen. Wer beispielsweise den ganzen Tag vor dem Bildschirm sitzt und auch privat eher ein Bewegungsmuffel ist, muss sich nicht wundern, wenn die Muskeln, die nun einmal dafür da sind, dass man sie benutzt, sich verspannen, verkürzen und weitere Probleme verursachen, bis der Körper schließlich mit Schmerzen reagiert, um auf die Probleme aufmerksam zu machen.

Und was macht der bewegungsfaule Wohlstandsbürger? Er geht zum Arzt und lässt sich eine Spritze geben. Und weil die Krankenkasse das bezahlt, lässt er sich auch noch Massagen aufschreiben und Fangopackungen. Klar hilft so eine Spritze und lässt die Schmerzen verblassen. Und dass sich ein Patient nach 45 Minuten Massage wie neugeboren fühlt, ist auch kein Zauberwerk. Schließlich hat die Physiotherapeutin seine Verhärtungen schön weichgeknetet, ausgestrichen und außerdem noch ein paar Fehlstellungen im Gelenk- und Bänderapparat korrigiert. Die angenehme Wärme der Fangopackung steigert die Entspannung, der Patient wird vom Rückenschmerz befreit. So gut und wirkungsvoll solche Therapiemaßnahmen sind, eine Dauerlösung sind sie nicht.

Statt immer wieder zum Arzt und zur Massage zu laufen, könnte der Schmerzgeplagte der Physiotherapeutin mal ein bisschen mehr Aufmerksamkeit schenken. Die gibt sich nämlich alle Mühe, dem Patienten Übungen zu zeigen, die seine Rückenprobleme dauerhaft beheben können. Sie sagt ihm auch, dass Schwimmen und Fahrradfahren gut seien, und legt ihm einen Yoga-Kurs ans Herz. Auch den bezahlt die Krankenkasse, aber weil er dort nicht behandelt wird, sondern selbst aktiv werden muss, kommen weder Schwimmen noch Yoga für ihn in Frage. Und dabei würde das dem Rücken so guttun. Und zwar nicht nur, weil diese Bewegungsarten tatsächlich Rückenprobleme beheben können. Der Patient wäre nicht mehr auf fremde Hilfe angewiesen, sondern könnte sich selbst helfen.

Drehen wir den Spieß einfach um und nehmen an, dass unser Bewegungsmuffel die Zeichen der Zeit verstanden hat und den Rat seiner Physiotherapeutin befolgt. Er geht zweimal pro Woche schwimmen und nimmt tatsächlich am Yoga-Kurs teil. Schon nach wenigen Malen spürt er, wie gut ihm die Bewegung tut. Nicht nur, dass die Rückenschmerzen tatsächlich nachlassen. Er fühlt sich insgesamt besser, ist ausgeglichener, nicht mehr so abgeschlagen und hat das Gefühl, er könne Bäume ausreißen.

Der Mann sitzt noch immer den ganzen Tag vor dem Bildschirm; das ist nun mal sein Job. Aber nach Feierabend steigt er nicht mehr ins Auto, sondern schwingt sich aufs Fahrrad. Egal, wie viel auf seiner Agenda steht, er schaut, dass er seine Sporttermine einhält, denn die sind ihm jetzt wichtig. Er hat etwas gefunden, womit er sich selbst helfen kann. Seinen Arzt hat er schon lange nicht mehr besucht, und die nette Physiotherapeutin sieht er allenfalls im Yoga-Studio. Was dieser Mann entwickelt hat, nennen Psychologen »Selbstwirksamkeit«. Der einstige Patient hat sich selbst zu Gesundheit verholfen, und er hat es in der Hand, dafür zu sorgen, dass das so bleibt. Wann immer sein Rücken Anstalten macht, ihn zu piesacken, weiß er, was zu tun ist.

Auch das ist eine Form des sozialen Lernens. Genau genommen hat der Mann sich im positiven Sinne konditioniert. Er weiß, dass es ihm nach einer Stunde Yoga wieder gutgeht, dass die Verspannungen im Rücken abklingen werden. Mit dieser Erwartungshaltung geht er ins Yoga-Studio und kommt entspannt und erholt wieder heraus.

Walter Zieglgänsberger hat den Tango als Bewegungstherapie ins Spiel gebracht. Der reimt sich natürlich auch viel besser auf Fango. Aber Tanzen ist viel mehr als eine sportliche Aktivität. Beim Tanzen spielen so ziemlich alle Muskelgruppen mit, und der gesamte Bewegungsapparat, also auch Bänder, Gelenke und Sehnen, werden gefordert.

Tanzen hat viel mit Körpergefühl zu tun, mit Rhythmik, mit dem Musikerlebnis. Und dann ist der argentinische Tango natürlich auch ein überaus lustvolles Erlebnis, bei dem eine ganze Division seligmachender Hormone und Botenstoffe zum Sprudeln gebracht wird, die – und hier schließt sich der Kreis – auch die Schmerzwahrnehmung hemmen. Es spielt also keine Rolle, ob man tanzt, schwimmt oder joggt. Wichtig ist nur, dass der Mensch, der unter Schmerzen leidet, die für ihn passende Aktivität findet, die ihm aus der Schmerzfalle hilft; und wenn das lange Spaziergänge sind: bitteschön! Auch die können Wunder wirken.

Möglicherweise kann es notwendig sein, die Schmerztherapie interdisziplinär aufzubauen und verschiedene Fachleute ins Boot zu holen. Walter Zieglgänsberger favorisiert ein Therapiekonzept, an dem Ärzte, Physiotherapeuten, Psychologen und der Patient mitwirken, und zwar so lange, bis das Schmerzgedächtnis gelöscht ist und der Patient wieder beschwerdefrei leben kann.

Die Psychologie
des Placebo-Effekts

Die Tatsache, dass viele Placebo-Forscher in der medizinischen Psychologie tätig sind, einem Fachgebiet, das unter anderem den Einfluss der Psyche auf die Gesundheit beziehungsweise auf Krankheitsgeschehen untersucht, unterstreicht die Bedeutung der Psyche für die Erzeugung von Placebo-Phänomenen.

Das Augenmerk der Placebo-Forscher gilt auch sogenannten psychosozialen Faktoren. Dazu gehören die schon vielfach erwähnten Rahmenbedingungen einer Behandlung, insbesondere das Arzt-Patient-Verhältnis, aber auch das Umfeld und die *Vor*-Erfahrungen, die Patienten im Zusammenhang mit der zu behandelnden oder ganz allgemein mit Krankheit gemacht haben.

In ihrem Bemühen, Placebo- und Nocebo-Effekte verstehen und erklären zu können, untersuchen die Wissenschaftler, unter welchen Voraussetzungen solche Effekte zustande kommen. Sie versuchen zu ergründen, was in Patienten vorgeht, bei denen Placebo- oder eben Nocebo-Effekte beobachtet werden, um daraus allgemeine Schlüsse ziehen zu können. Daher kreieren sie für ihre experimentellen Studiendesigns bestimmte Bedingungen und schauen dann, ob und wie Patienten darauf reagieren. Erinnern Sie sich noch an die *open-hidden*-Experimente von Fabrizio Benedetti, der Schmerzmittel verabreichte, ohne dass seine Patienten davon wussten?

Die bis heute vorliegenden Ergebnisse der experimentellen Placebo-Forschung zeigen, dass insbesondere zwei Faktoren die Entstehung von Placebo-, aber auch Nocebo-Effekten begünstigen, wenn nicht gar bedingen. Das ist zum einen die Erwartungshaltung eines Patienten, und zum anderen sind das erlernte Reaktionsmuster. Letzteres wird auch als Konditionierung bezeichnet. Einen ersten Eindruck vom Prozess der Konditionierung und den nachgelagerten Folgen habe ich Ihnen schon am Beispiel meiner Nadelphobie vermittelt. Doch wir Menschen lernen nicht nur, mit Schmerzen auf bestimmte Vorerfahrungen zu reagieren. Auch unser Immunsystem reagiert auf Konditionierungen. Als Paradebeispiel einer klassischen Konditionierung gilt jedoch noch immer der Pawlowsche Hund.

Wenn das Glöckchen klingelt, gibt es Futter

Das einem das Wasser im Mund zusammenläuft, wenn man an sein Lieblingsgericht denkt oder wenn es lecker aus der Küche duftet, kennen Sie alle. Der Speichelfluss ist die Reaktion auf einen olfaktorischen, also den Geruchssinn ansprechenden Reiz. Nehmen wir einmal den unverwechselbaren Duft eines in Butterschmalz ausgebratenen Wiener Schnitzels. Die Vegetarier unter den Lesern mögen mir dieses Beispiel nachsehen, aber für mich ist ein Schnitzel nun mal der Inbegriff guter Hausmannskost, mit dem ich ausgesprochen schöne Erinnerungen verbinde. Natürlich fließt der Speichel nicht einfach mal so, sondern aus gutem Grund. Die Sekretion von Speichel ist sozusagen die erste Etappe auf dem Weg der Schnitzel-Verdauung. Nun läuft nicht nur uns Menschen das Wasser im Mund zusammen, sondern auch Tieren.

In den 20er Jahren des 20. Jahrhunderts fiel dem russischen Physiologen (und Mediziner) Iwan Pawlow auf, dass

Hunde, deren Verdauung er untersuchte, nicht nur dann sabberten, wenn sie gefüttert wurden, sondern bereits, wenn sie die Person, die ihnen gewöhnlich das Futter brachte, in der Nähe wähnten. Übersetzt heißt das in etwa: Wenn Frauchen in der Küche mit dem Dosenöffner klappert, um die Büchse Hundefutter zu öffnen, ist das Fressen nicht mehr weit.

Herr Pawlow wollte es genauer wissen und machte sich ans Werk, die Vorfreude seiner Hunde zu analysieren. Dazu wählte er keinen olfaktorischen Reiz, sondern einen akustischen. Wenn die Zeit der Fütterung gekommen war, ließ er ein Glöckchen ertönen. Danach wurde serviert. Nach ein paar Wiederholungen kombinierten die Hunde richtig: Wenn es klingelt, gibt es was zu fressen. Prompt reagierten sie bereits beim Klang des Glöckchens mit erhöhtem Speichelfluss. Aber sie sabberten auch dann, wenn es gar nichts zu fressen gab.

So wie mir das Wasser im Mund zusammenläuft, wenn der Duft eines kross gebackenen Wiener Schnitzels aus Nachbars Wohnung dringt, obwohl ich selbst leer ausgehe, reagierten die Hunde auf das akustische Signal des Glöckchens. Die Wissenschaft spricht in diesem Zusammenhang von einer erlernten Reaktion.

Das Grundmuster der klassischen Konditionierung sieht in etwa so aus: Ein neutraler Reiz, der in der Fachwelt auch als Stimulus bezeichnet wird – etwa Geruch, Geschmack, Aussehen oder wie beim Glöckchen ein Ton –, wird mit einem Reiz kombiniert, der eine natürliche Reaktion zur Folge hat. Im Fall von Pawlows Hunden war das Fressen der natürliche oder auch unkonditionierte Reiz, der eine unbewusste Reaktion zur Folge hatte, nämlich den erhöhten Speichelfluss.

Werden beide Reize lange genug kombiniert, entsteht ein

konditionierter Reiz. Das heißt, der Glockenton, der ja für sich genommen keine besondere Bedeutung hat, wird durch die permanente Verbindung mit dem Fressen neu bewertet und automatisch mit dem Fressen assoziiert. So wird aus der vormals natürlichen Reaktion eine konditionierte Reaktion. Denn die Hunde reagieren auch dann mit erhöhter Speichelsekretion, wenn es gar nichts zu Fressen gibt. Allein der konditionierte Reiz des Glockentons reicht aus, um die Reaktion hervorzurufen.

Wenn Sie an den Opernbesuch denken, der aufgrund der Steißbeinbeschwerden lange vermieden wurde, war das Sitzen quasi der neutrale Stimulus und die Steißbeinentzündung der natürliche, unkonditionierte Reiz, der eine natürliche Schmerzreaktion nach sich zog. Weil beim Sitzen jedoch zwangsläufig das ohnehin geschundene Steißbein irritiert wurde, wurde das an und für sich neutrale und vor allem harmlose Sitzen mit dem Schmerz des entzündeten Steißbeins kombiniert, was dann keine normale Schmerzreaktion nach sich zog, sondern eine konditionierte Schmerzreaktion. Denn das Sitzen wurde in diesem Fall automatisch mit Schmerzen assoziiert.

Musste Pawlow beide Reize – also das Glöckchen und das Fressen – so lange kombinieren, bis die Glocke zum Speichelfluss führte, so war es beim Opernbesuch genau umgekehrt. Die zwangsläufige Kombination von Sitzen und Steißbeinentzündung führte zur Schmerzreaktion. Deshalb war es so wichtig, die beiden Reize zu trennen und das Sitzen wieder losgelöst vom Schmerz zu betrachten. Sie sehen schon, dass eine Konditionierung sowohl in eine positive als auch in eine negative Richtung möglich ist. So kann eine positive Konditionierung mit einem Placebo-Effekt einhergehen, während eine negative Konditionierung einen Nocebo-Effekt nach sich ziehen kann.

Bleiben wir noch eine Weile beim Schmerzgeschehen. Das Wissen um die Konditionierbarkeit kann beispielsweise genutzt werden, um Medikamente auf lange Sicht abzusetzen beziehungsweise ihre Dosis zu verringern.

Doch nicht nur Schmerzpatienten könnten von Konditionierungen im Sinne einer Placebo-Reaktion profitieren. Studien lassen den Schluss zu, dass selbst Reaktionen des Immunsystems durch entsprechende Konditionierung beeinflusst werden können, sowohl in die eine als auch in die andere Richtung.

Die konditionierte Immunantwort

Die ersten Experimente, die in diese Richtung deuteten, wurden von Robert Ader unternommen, dem Begründer der Psychoneuroimmunologie – einer relativ jungen Wissenschaft, die das Zusammenspiel von Psyche, Nervensystem und Immunsystem untersucht. Ader gab Ratten eine mit Saccharin – also einem künstlichen Süßstoff – angereicherte Lösung zu trinken und spritze ihnen eine hohe Dosis Cyclophosphamid. Die Zuckerlösung entsprach dabei dem neutralen Reiz und das Immunsuppressivum Cyclophosphamid dem unkonditionierten Reiz. Cyclophosphamid – das übrigens auch als Zytostatikum in der Behandlung von Krebserkrankungen eingesetzt wird – beeinflusst jedoch nicht nur die Aktivität des Immunsystems, sondern es löst auch starke Übelkeit aus.

Durch die Kombination beider Reize in der Lernphase entwickelten die Tiere eine deutliche Abneigung gegen das gesüßte Wasser. Das heißt, die Übelkeit erregende Wirkung des pharmazeutischen Wirkstoffs wurde im Gehirn der Tiere automatisch mit dem süßen Getränk kombiniert. Diese konditionierte Reaktion ist jedoch nur ein Teilergebnis des Versuchs. Infolge der starken immunsuppressiven Wirkung von Cyclophosphamid starben einige Tiere.

Interessant ist nun der Zusammenhang zwischen Todeshäufigkeit und Verabreichung der gesüßten Flüssigkeit. Je mehr die Tiere davon zu trinken bekamen, desto eher starben sie, obwohl die Dosis des Medikaments dieselbe war.

Ihr Körper kombinierte offenbar die immunsuppressive Wirkung von Cyclophosphamid mit dem süßen Geschmack der Flüssigkeit, was dazu führte, dass »süß« zum konditionierten Reiz wurde und eine entsprechend konditionierte Reaktion auslöste, nämlich die Herabsetzung der Immunabwehr, die so stark war, dass die Tiere verendeten.

Auf dieses Experiment folgten weitere, wobei die Zuckerlösung jeweils als neutraler Reiz diente und Cyclophosphamid als unkonditionierter Reiz. Nach der üblichen Lernphase, in der die Ratten die Reize verknüpften, injizierten die Forscher den Versuchstieren Fremdstoffe, um das Immunsystem der Tiere zu aktivieren, das gegen die Eindringlinge Stellung beziehen sollte.

Ähnlich funktionieren Impfungen, etwa gegen Tetanus oder gegen Pockenviren. Das Immunsystem wird mit abgeschwächten Erregern konfrontiert, damit es die Fremdstoffe als solche erkennt und entsprechende Antikörper bilden kann. Tritt der Ernstfall ein und man steckt sich tatsächlich mit Pockenviren an, reagiert das Immunsystem vereinfacht gesagt, indem die Antikörper eine Abwehrreaktion provozieren, um die Erreger in die Flucht zu schlagen. Das Maß der Antikörperkonzentration im Blut ist ein Indiz dafür, wie stark oder schwach eine Immunantwort ausfällt.

Doch zurück zu besagtem Experiment von Ader und Kollegen: Einige Tage nach der Injektion der Fremdkörper wurden die Tiere in Gruppen aufgeteilt. Zwei Gruppen erhielten weiterhin die gesüßte Flüssigkeit, allerdings nicht mehr in Verbindung mit Cyclophosphamid, sondern mit Kochsalzlösung.

Eine dritte Gruppe erhielt reines Wasser in Verbindung mit Kochsalzlösung. Als die Forscher die Antikörperkonzentration im Blut der Tiere untersuchten, fanden sie bei den Ratten der ersten beiden Gruppen deutlich weniger Antikörper als im Blut der dritten Gruppe. Warum? Nun, während der Lernphase hatten die Tiere ja Zuckerwasser mit dem immunsuppressiven Medikament kombiniert, was dazu führte, dass ihr Gehirn den Geschmack »süß« mit der Wirkung des Cyclophosphamids, nämlich einer verminderten Immunreaktion, in Verbindung brachte. Süß war folglich der konditionierte Reiz, der zu einer Herabsetzung der Abwehrmechanismen führte.

Und genau das passierte, als die Tiere das Zuckerwasser in Verbindung mit Kochsalzlösung bekamen. Sie waren gewissermaßen auf den Geschmack geeicht. Ihr Gehirn kombinierte: Wenn es etwas Süßes zu trinken gibt, muss das Immunsystem »runtergefahren« werden. Bei den Ratten der dritten Gruppe, die geschmacksneutrales Wasser tranken, fehlte der konditionierte Reiz »süß«. Folglich blieb die immunsuppressive Wirkung aus, und es konnten deutlich mehr Antikörper gebildet werden.

Diese Experimente zeigen, dass und wie gelernte Reaktionen das Immunsystem und damit die Abwehrmechanismen des Organismus beeinflussen können. Weitergehende Versuche mit Patienten lassen erkennen, dass diese Mechanismen und Zusammenhänge auch für den menschlichen Organismus gelten. Bislang konnten Effekte einer Konditionierung vor allem bei Allergien beobachtet werden.

Konditionierte Immunantwort bei Allergien

Allein der Anblick eines Allergens kann zu einer allergischen Reaktion führen, etwa das Bild einer Blume oder eines blühenden Haselnussstrauchs. Der erste Hinweis auf solche Phänomene stammt aus dem Jahr 1886. Geschildert wurde der Fall einer Dame, die – anders als wohl die Mehrzahl aller Frauen –, beim Anblick eines Rosenstrauchs nicht in Verzückung geriet, sondern eine Heuschnupfenattacke erlitt. Ihre allergische Reaktion beschränkte sich jedoch nicht allein auf blühende, den unverwechselbaren Duft verströmende Blumen. Auch beim Anblick einer künstlichen Rose geriet ihr Immunsystem außer Rand und Band und verursachte ihr einen asthmatischen Anfall.

Wissenschaftler vermuten, dass der visuelle Reiz – etwa in Form eines Fotos – die Erinnerung an die allergische Reaktion wachrufen kann. Je prägnanter der gesetzte Reiz, desto größer ist die Wahrscheinlichkeit, dass das Gehirn den neutralen Reiz – also das Foto – mit der allergischen Reaktion in Verbindung bringt. Solche einprägsamen Reize werden als saliente Reize bezeichnet.

Das Wissen um die Bedeutung solcher salienten Stimuli für den Lernprozess im Rahmen einer Konditionierung haben sich Placebo-Forscher der Universität Essen zunutze gemacht und gezeigt, wie sich das übereifrige Immunsystem von Allergikern austricksen lässt.

Sie verabreichten ihren Probanden ein Antihistaminikum in Verbindung mit einem äußerst salienten Reiz. Sie kreierten ein Getränk, das sowohl in puncto Aussehen als auch im Geschmack einzigartig sein dürfte. Prof. Dr. med. Manfred Schedlowski und seine Mitarbeiter versetzten ganz normale Milch mit Erdbeer- und Lavendelaromen. Mit Hilfe von Lebensmittelfarben verpassten sie der Mixtur einen Grünton, den Designer zwischen Pistazie und Petrol ansiedeln dürften. Nun kennt man ja rosarote Erdbeermilch, gelbe Bananen- und braune Schokomilch, aber grüne Milch, zumal von einem so außergewöhnlichen Farbton und Geschmack, habe ich zumindest in einem deutschen Supermarkt bislang nicht entdecken können.

Und genau das war auch die Absicht der Forscher. Die Probanden, die allesamt Allergiker waren, sollten etwas trinken, was sie vorher weder gesehen noch geschmeckt hatten. Den Wissenschaftlern ging es darum, einen noch nie dagewesenen Reiz zu setzen. In der Versuchsanordnung fungierte die Erdbeer-Lavendel-Milch als neutraler Stimulus, das Antihistaminikum als unkonditionierter Reiz.

Wie bei solchen Experimenten üblich, bekamen die Teilnehmer das exotische Milchgetränk in Kombination mit dem Antihistaminikum so lange verabreicht, bis ihre Gehirne beide Reize verbunden hatten und eine konditionierte Reaktion abrufen konnten. Dann wurden die Probanden nach dem Zufallsprinzip in drei Gruppen aufgeteilt. Eine Gruppe erhielt weiterhin die Kombination aus grüner Milch und dem wirksamen Medikament. Bei der zweiten Gruppe hingegen wurde das Antihistaminikum durch eine Placebo-Pille ausgetauscht. Die Milch bekamen auch sie weiterhin. Die Teilnehmer der dritten Gruppe nahmen ebenfalls das Scheinmedikament, allerdings ohne den besonderen Reiz des grünen Mixgetränks.

Um objektivierbare Ergebnisse zu bekommen, wurde anschließend allen Teilnehmern Blut abgenommen. Das Augenmerk der Forscher galt Immunzellen, die im Blut von Allergikern gehäuft auftreten. Sie gelten als Indiz für eine allergische Reaktion.

Die Ergebnisse: Wie nicht anders zu erwarten, fanden die

Forscher Blut der Teilnehmer, die das wirksame Medikament bekommen hatten, nur wenige dieser Immunzellen, was auf eine gedämpfte allergische Reaktion schließen lässt. Die gleichen Werte erzielten jedoch auch die Probanden, die zwar eine Placebo-Pille, aber weiterhin die grüne Erdbeer-Lavendel-Milch getrunken hatten.

Bei den Probanden der dritten Gruppe, die nur ein Placebo erhalten hatten ohne den konditionierten Stimulus der Milch, fanden die Forscher die höchste Konzentration von Immunzellen. Bei ihnen verlief die allergische Reaktion weitestgehend ungebremst. Warum? Diesen Teilnehmern fehlte der konditionierte Stimulus – also der exotische Milchshake –, um die gelernte Reaktion der Immunsuppression abrufen zu können.

Das Experiment führt anschaulich vor Augen, dass Konditionierung mit Hilfe eines bestimmten Reizes, sei er nun geschmacklicher oder optischer Natur, einen Placebo-Effekt hervorrufen kann, der eine ähnliche Wirkung hat wie das echte Medikament. Die Probanden haben auch hier gelernt, auf den Stimulus der Milch mit einer verminderten Immunantwort zu reagieren. Ich finde es schon ziemlich beeindruckend, zu sehen und zu verstehen, wie simpel und gleichzeitig hochkomplex wir Menschen funktionieren und wovon unser Wohlbefinden beeinflusst wird. Noch viel spannender finde ich jedoch das Potential von Behandlungsmöglichkeiten und ganz persönlichen Verhaltensanpassungen, das uns die Placebo-Forschung demonstriert. Denn selbstverständlich funktioniert so eine Konditionierung auch in die entgegengesetzte Richtung. Stellen Sie sich einmal vor, Sie haben Muscheln gegessen und bekommen noch am gleichen Abend Durchfall und Erbrechen. Vermutlich werden Sie sofort die Meeresfrüchte verdächtigen, Ihr Übel verursacht zu haben. Sie verwünschen den armen Händler, der Ihnen die Ware als fangfrisch verkauft hat. Schließlich weiß jeder, dass das Eiweiß solcher Tiere schnell verdirbt und die schlimmsten Durchfälle hervorrufen kann. Für Sie steht fest: Die Muscheln waren schuld!

Dass zur selben Zeit ein Magen-Darm-Virus sein Unwesen treibt und die halbe Kindergartengruppe Ihres Sohnes lahmgelegt hat, kommt Ihnen nicht einmal in den Sinn. Und doch waren es die Erreger, die Ihr Unwohlsein verursachten, und nicht die fangfrischen Muscheln. Sie haben einen handfesten Magen-Darm-Infekt, der Sie ein paar Tage ans Bett fesselt. Und weil es Ihnen so hundsmiserabel geht, boykottieren Sie für den Rest Ihres Lebens alles, was im Wasser kriecht und schwimmt. Doch damit nicht genug: Sie ertragen noch nicht einmal mehr den Anblick und schon gar nicht den Geruch von Muscheln in Weißweinsoße, und das, obwohl Muscheln früher zu Ihren Lieblingsgerichten zählten. Sobald Sie ein Lokal betreten, das Muscheln serviert, wird Ihnen übel, und Sie treten sofort den Rückzug an.

Tja, da haben Sie sich aber mal so richtig schön konditioniert. Vereinfacht ausgedrückt, haben Sie unglücklicherweise den neutralen Stimulus der armen Muschel, genauer gesagt, deren Aussehen, Geschmack und Duft mit dem ziemlich spezifischen Stimulus eines Magen-Darm-Erregers kombiniert und die zwangsläufige Reaktion, zu der das Virus geführt hat, den Muscheln angelastet.

Diese Konditionierung wieder aufzulösen dürfte nicht einfach sein. Es setzt nämlich voraus, dass Sie sich zumindest des unglücklichen Zusammenhangs bewusst werden. Das Dumme an dieser Geschichte ist, dass die negative Erfahrung, die Sie gemacht haben, zwangsläufig mit einer negativen Erwartung einhergeht, sobald Sie Muscheln wittern. Konditionierung und Erwartung, mithin die psychologischen Grundlagen von Placebo- oder Nocebo-Effekte, treten nämlich keinesfalls immer gesondert auf, sondern bedingen und verstärken sich zuweilen.

Drehen wir den Spieß noch einmal um und entwerfen ein positives Szenario. Gehen wir doch noch einmal in die Oper: Sie haben Angst vorm Sitzen, weil Ihnen das Schmerzen bereitet. Deshalb vermeiden Sie es, länger zu sitzen. So weit die negative Konditionierung. Sie haben allerdings sehr gute Erfahrungen mit Schmerzmitteln gemacht, das heißt, Sie haben gelernt, dass Schmerzmittel Ihnen helfen und Sie darauf vertrauen können. Das wäre dann eine positive Vorerfahrung im Sinn einer Vorkonditionierung, die eine positive Erwartungshaltung nach sich ziehen kann. Wenn Ihnen Analgetika früher geholfen haben, werden sie es auch dieses Mal tun, denken Sie sich. Mit dieser Gewissheit nehmen Sie Ihre Tabletten, stecken zur Sicherheit noch eine in die Handtasche und machen sich auf den Weg.

Sie erleben einen wundervollen und vor allem schmerzfreien Opernabend. Je öfter Sie in die Oper gehen und das Sitzen als nicht schmerzhaft erfahren, desto größer wird die Wahrscheinlichkeit, dass Sie irgendwann auch ohne Schmerzmittel die Oper betreten und einen ganzen Abend durchhalten können. So kann die vormals negative Konditionierung – sitzen tut weh – durch die positive Erfahrung mit Schmerzmitteln langfristig aufgelöst werden.

Zum Abschluss dieses Kapitels möchte ich Ihnen noch ein sehr schönes Beispiel dafür geben, wie verantwortungsvolle Ärzte negative Konditionierungen verhindern und ihre Patienten auf diese Weise vor viel Unheil bewahren können. Als ich neulich mit einer Freundin spazieren ging, erzählte sie mir von einem Erlebnis beim Kinderarzt. Ihre kleine Tochter, ein Wonneproppen von vier Monaten, sollte ihre ersten Impfungen bekommen. Als meine Freundin beim Arzt eintraf, schlief die Kleine gerade, was die Mutter zu der Idee verleitete, die Gunst der Stunde zu nutzen und die Spritzen zu setzen, solange ihr Baby ruhig war. Der Kinderarzt klärte die junge Mutter darüber auf, dass und warum das gar keine gute Idee sei. Er sagte ihr, dass ein solches Vorgehen verheerende Folgen haben könne und dass die kleine Maus dadurch ganz fürchterlich konditioniert werden könne. »Stellen Sie sich einmal vor«, sagte er, »wir piksen sie jetzt, wo sie so friedlich schläft, dann wird sie womöglich jedes Mal, wenn ihr vor Müdigkeit die Äuglein zufallen, Angst haben, dass man ihr wieder weh tut …«

Die Kleine hätte dann Schlafen mit Stechen gleichsetzen können und möglicherweise eine panische Angst vorm Schlafen entwickelt. Man mag sich gar nicht ausmalen, welche Folgen das für ihr gerade einmal angebrochenes Leben hätte haben können.

Die Großmutter des Kindes, die auch dabei war, sagte nach dem Arztbesuch zu meiner Freundin: »Bei dem Arzt bleibst du! Das ist ein guter Mann. Der versteht sein Handwerk.«

Was nichts kostet, ist nichts wert

Das würde vermutlich jeder unterschreiben, selbst wenn er sich der eigentlichen Aussage, die sich hinter dieser Volksweisheit verbirgt, nicht bewusst ist. Kosten stehen letztlich für den Wert einer Sache beziehungsweise einer Leistung, wobei es nicht immer um den objektiven Wert geht, sondern darum, wie viel der Einzelne bereit ist, für ein Produkt zu bezahlen, mithin – wie viel es ihm wert ist.

Ich spekuliere jetzt einmal, dass Sie sich über das Kleidungsstück einer bekannten und in den bunten Blättern der Illustrierten beworbenen Marke mehr freuen würden als über ein No-Name-Produkt, also ein Nullachtfünfzehn-Stück. Warum? In den Kreisen, in denen Sie sich bewegen, werden Sie möglicherweise mehr geschätzt, wenn Sie mit einem Oberteil daherkommen, das gerade angesagt ist. Und aus diesem Grund fühlen Sie sich nun mal in einem Markenpulli wohler als in einem Pulli, von dem keiner weiß, wer ihn designt hat.

Ein augenfälliges Beispiel für Designerartikel sind Sonnenbrillen, die heute samt und sonders gebrandet sind. Man weiß, dass so ein Accessoire, wenn es denn die entsprechenden Initialen am Bügel trägt, nicht unter 150 oder noch mehr Euro zu haben ist. Entscheiden Sie sich für den Kauf einer solchen Brille, weiß jeder (den das interessiert), dass Sie sich ein solches Accessoire leisten können. Dass die Brille möglicherweise aus derselben Fabrik stammt wie ein gleichwertiges Produkt ohne Markenname, könnte als Indiz dafür gelten, dass Sie nicht für die Qualität der Sonnenbrille bezahlen, sondern für die Marke und damit für deren Image. Und genau das macht den Wert der Brille für Sie aus! Sie legen

200 Euro auf den Tisch für eine Sonnenbrille, die Ihnen zu einem bestimmten Image und offenkundig auch zu Anerkennung in gewissen Kreisen verhilft. Wenn die Brille dafür sorgt, dass Sie sich gut fühlen und tatsächlich damit punkten können, sind die 200 Euro gut angelegt, und dann hat diese Brille für Sie zweifelsohne einen Wert.

Etwas anders verhält es sich mit dem Wertverständnis, wenn Sie kein Markenfetischist sind, sondern auf Qualität setzen und sich Ihre Anzüge beim Maßschneider machen lassen oder handgefertigte Schuhe kaufen. Der Wert solcher Schuhe liegt unbestritten darin, dass Sie sie ein Leben lang tragen können, vorausgesetzt, Sie pflegen sie ordentlich und lassen sie regelmäßig neu besohlen. Es gibt dieses geflügelte Wort: »Wir sind zu arm, um billig zu kaufen.« Mit anderen Worten, lieber einmal etwas Ordentliches erwerben, was dann auch seinen Preis hat, als ständig irgendwelche Schnäppchen kaufen, die schon nach dem ersten Waschgang verzogen und ausgeblichen sind. Auch das ist eine Möglichkeit der Wertbetrachtung. Was auch immer der Einzelne bevorzugen mag, es scheint ein universelles Phänomen zu sein, dass wir einer hochpreisigen Ware einen höheren Wert beimessen und sie automatisch mehr schätzen – genauer gesagt – wertschätzen.

Das hat auch eine Studie mit Weinliebhabern gezeigt, bei der die Testtrinker ordentlich hinters Licht geführt wurden. Antonio Rangel und seine Kollegen vom California Institute of Technology gaben 20 Freiwilligen Rotweinproben zu trinken. Dazu kredenzten die Wissenschaftler ihren Probanden unter anderem zwei angeblich verschiedene Weine, bei denen es sich in Wirklichkeit um denselben Rebensaft handelte. Der einzige Unterschied war der Preis. Einmal wurde der Wein als edler Tropfen angepriesen, in einer Preiskategorie zwischen 45 und 90 Dollar, und einmal als normaler und vor allem günstiger Wein, der zwischen 5 und 10 Dollar zu haben sein sollte. Und obwohl es sich um dasselbe Getränk handelte, kam die als teuer propagierte Trinkprobe in der Gunst der Tester deutlich besser weg als der als billig verunglimpfte Wein.

Doch damit nicht genug: Während der Degustation beobachteten die Wissenschaftler, was sich im Gehirn der Tester abspielte. Bei der Gruppe mit den vermeintlich edleren Tropfen stellten sie eine erhöhte Aktivität im medialen orbitofrontalen Cortex fest, einem Hirnareal, in dem u. a. Geschmacks- und Geruchsreize bewertet werden. Offenkundig hat die Erwartung, einen größeren Genuss zu erleben, dazu geführt, dass die Gehirne der Weintester diese Erwartung auch umsetzten. Auch dieses Experiment hat einen – wie ich finde – interessanten Placebo-Effekt deutlich gemacht, und es wirft ein Licht auf unsere Manipulierbarkeit.

Das Ergebnis dieser Studie sollte Sie jedoch nicht dazu verleiten, Ihren Gästen demnächst den übelsten Fusel als Grand Cru zu verkaufen und den Inhalt einer 2-Liter-Flasche in einen edlen Dekanter umzufüllen. So weit dürfte das manipulative Potential positiver Suggestionen dann doch nicht reichen. Der Schwindel könnte spätestens dann auffliegen, wenn Ihre Gäste, die sich ordentlich haben nachschenken lassen – was Sie auch bereitwillig getan haben; schließlich hat die 2-Liter-Flasche keine 5 Euro gekostet –, am nächsten Morgen einen Kater haben.

Ich verweise auch an dieser Stelle auf die viel zitierte Erwartungshaltung und komme noch einmal auf die handgefertigten Schuhe zurück: Angenommen, Sie haben viel Geld für solch ein Paar kalbslederne Leisetreter bezahlt, dann erwarten Sie zu Recht, dass die Schuhe möglichst lange halten.

Das heißt, mit dem Wert, den Sie diesen Schuhen beimessen, ist eine ganz konkrete Erwartung verbunden. Je größer der Wert, desto höher die Erwartung – ganz gleich, ob es sich dabei um einen lebenslangen Schuhtragekomfort handelt, um garantiert kopfwehfreie Weingelage oder um die Lebensfreude, die man empfindet, wenn man die Welt durch die Gläser einer Designer-Sonnenbrille betrachtet.

Stellen Sie sich nur einmal vor, Sie mussten lange für die Schuhe sparen, haben jeden Monat einen Schein beiseitegelegt, weil Sie sich einmal im Leben ein Paar handgenähte Schuhe leisten wollten. Dann ist der Wert dieser Schuhe für Sie ungleich höher, als hätten Sie zehn Paar von derselben Schuhmachergilde im Schrank stehen. Gleiches gilt für die Sonnenbrille.

Oder lassen Sie uns über den Wert von etwas ganz Alltäglichem und vor allem Existentiellem sprechen, den Wert von Lebensmitteln. Haben Sie schon einmal Menschen beobachtet, die sich an einem Büfett bedienen, sich die Teller vollladen, als hätten sie die letzten 40 Tage nichts zu essen bekommen, obwohl sie nicht einmal die Hälfte dessen, was sie sich da aufgetan haben, essen werden und der Rest in der Mülltonne landen wird? Besonders gut ist ein solches Verhalten in sogenannten All-inclusive-Hotels zu beobachten. Dieselben Leute, die sich Essen holen und es dann stehen lassen, würden dies niemals tun, wenn sie dafür bezahlen müssten. Aber weil das Büfett im Urlaubspreis inbegriffen ist, haben sie überhaupt kein Problem damit, Essen zu verschwenden. Die Lebensmittel haben keinen Wert für sie.

Auch Veranstaltungen, für die kein Eintrittspreis bezahlt werden muss, werden in der Regel geringer geschätzt als wenn dafür Geld kassiert würde. Wer 100 Euro für eine Opernkarte bezahlt hat, lässt sie nicht einfach verfallen, nur weil er am Tag der Aufführung nicht in der Stimmung ist. Hat die Karte nichts gekostet und ist vielleicht ein Geschenk, geht man damit viel ungenierter um und lässt den Abend sausen.

Was für Produkte und Dienstleistungen gilt, trifft auch auf medizinische Behandlungen zu. Je teurer eine Therapie ist, desto größer scheint der damit verbundene Nutzen für die Patienten zu sein. Das mag erklären, warum viele Patienten den Arztbesuch erst dann als gelungen betrachten, wenn sie die Praxis wenigstens mit einem Rezept in der Hand verlassen. Wenn der Arzt schon keinen Ultraschall gemacht oder anderweitig aufwendige Untersuchungen angestellt hat. Geht der Patient »leer« aus, fühlt er sich nicht ernst genommen. Je aufwendiger die Behandlung durch den Arzt, desto größer die damit verbundene Erwartung an den Behandlungserfolg.

Umgekehrt scheinen weniger aufwendige und kostengünstige Verfahren und Medikamente geringer wertgeschätzt zu werden. Entsprechend niedrig ist die Erwartung an die Wirkung solcher Mittel, was in der Konsequenz zu einer geringeren Wirkung führen kann.

Dass Patienten Generika, also Nachahmerprodukte, die zwar dieselben Wirkstoffe enthalten wie ein Originalpräparat, aber anders aussehen und vor allem billiger sind, tendenziell abwerten oder sogar ablehnen, hatte ich bereits lang und breit ausgeführt. Dass Patienten, die weniger bis gar nichts von einem Nachahmerprodukt erwarten, möglicherweise schlechter von deren Einnahme profitieren, auch. Dass diesem Verhalten die alte Weisheit »Was nichts kostet, ist nichts wert« zugrunde liegt und – und jetzt passen Sie auf! – dass diese Weisheit sogar für Placebos, also wirkstofflose Medikamente gilt, ist mittlerweile aktenkundig.

Teure Zuckerpillen wirken besser als billige

Das hat eine Wissenschaftlergruppe um Rebecca L. Waber in einem interessanten Experiment gezeigt. Sie rekrutierte freiwillige Studienteilnehmer, die mit jeweils 30 Dollar für ihre Mitwirkung entlohnt wurden. Den Probanden wurde mitgeteilt, dass sie ein neues, von der amerikanischen Zulassungsbehörde FDA (Food and Drug Administration) zugelassenes Schmerzmittel bekommen werden, das in seiner Wirkung mit Codein vergleichbar sei, allerdings viel schneller wirke. Das zu testende Medikament war allerdings ein Placebo. Nachdem die 82 Teilnehmer in zwei Gruppen aufgeteilt waren, bekamen die Probanden eine wichtige Zusatzinformation. Der ersten Gruppe wurde mitgeteilt, dass die zu testenden Schmerztabletten 2,50 Dollar pro Stück kosten, ein für amerikanische Verhältnisse stattlicher Preis.

Der anderen Gruppe machten die Wissenschaftler weis, die Pillen seien im Preis reduziert worden, und zwar auf 0,10 Dollar pro Pille – was selbst für amerikanische Ohren billig klingt. Dann wurde den Probanden ein Schmerzreiz zugefügt. Man versetzte ihnen leichte Stromstöße am Handgelenk, und zwar in gestaffelter Stromstärke, beginnend mit 10 Volt. Insgesamt wurden die Teilnehmer 15 Mal mit dem Stromstoß traktiert, der bei jedem neuen Durchlauf um 2,5 Volt erhöht wurde. Das Ende der Fahnenstange lag bei 80 Volt, es sei denn, die maximal erträgliche Schmerzgrenze wurde schon bei geringeren Stromstößen erreicht. Nach jedem Stromstoß mussten die Patienten ihre Schmerzempfindung bewerten.

Dann erhielten sie die Placebo-Pille und wurden erneut demselben Reiz ausgesetzt, was sie wiederum bewerten mussten. So konnten die Wissenschaftler die Wirkung des angeblichen Analgetikums für jeden der 15 Stromstöße überprüfen. Was meinen Sie wohl, kam dabei heraus? Die Teilnehmer der ersten Gruppe, die sich im Glauben wähnten, ein besonders teures Schmerzmittel getestet zu haben, berichteten, ihre Schmerzen seien nach Einnahme des teuren Medikaments deutlich geringer gewesen, während die Probanden, die das vermeintlich billige Präparat eingenommen hatten, eine geringere Schmerzlinderung ausmachten.

In dem Testlauf, in dem der stärkste Reiz gesetzt und damit auch der unangenehmste Schmerz verursacht wurde, gaben immerhin 85,4 Prozent der Teilnehmer aus der »teuren« Gruppe an, deutlich weniger Schmerzen empfunden zu haben, während bei den Test-Kollegen aus der »billigen« Gruppe nur 61 Prozent darüber berichteten, dass die Discount-Pille ihren Schmerz gelindert hätte. Tja, und was lernen wir aus dieser Studie? Der Glaube versetzt nicht nur Berge, sondern auch Schmerzgrenzen.

So, und bevor die Bedenkenträger unter Ihnen jetzt auf die Idee verfallen, dieses Ergebnis der Einbildungskraft der Testpersonen zuschreiben zu wollen, nehme ich Ihnen den Wind aus den Segeln.

Ein Forscherteam der LMU München unter Federführung des Neurowissenschaftlers Dr. Kai Fehse hat ebenfalls untersucht, welchen Einfluss der Wert eines Schmerzmittels auf das individuelle Schmerzgeschehen hat. Allerdings haben sie sich nicht ausschließlich auf die Bewertungen der Versuchsteilnehmer verlassen, sondern gleichzeitig beobachtet, was sich während der Testphase im Gehirn der Probanden abspielte.

Auch die LMU-Forscher arbeiteten mit freiwilligen Versuchspersonen – 30 an der Zahl –, die in zwei Gruppen aufgeteilt wurden. Die Probanden der ersten Gruppe wurden darüber informiert, dass es um die schmerzlindernde Wirksamkeit von Aspirin ginge. Der zweiten Gruppe erklärten die Forscher, dass es sich bei dem zu testenden Medikament um ASS 100 handeln würde, ein Nachahmerprodukt des Klassikers Aspirin. Zudem erfuhren die Probanden, wie teuer das jeweilige Mittel ist. Aspirin kostet rund dreimal so viel wie ASS 100 der Firma 1 A Pharma, obwohl der Wirkstoff Acetylsalicylsäure, kurz ASS, derselbe ist! Allerdings bekamen die Freiwilligen weder Aspirin noch ASS 100, sondern ein Placebo. Und weil die meisten Menschen wissen, wie Aspirin aussieht und wie es schmeckt, haben die Forscher eine Placebo-Tablette kreiert, die den bitter-säuerlichen Geschmack der Acetylsalicylsäure imitiert.

Zuerst wurde den Probanden der obligatorische Hitzereiz versetzt, den sie auf einer Skala von 0 bis 100 bewerten mussten. Null war gleichbedeutend mit »kein Schmerz« und 100 mit »unerträglicher Schmerz«. Anschließend erhielten sie die in Wasser aufgelösten Placebo-Tabletten, von denen die einen annahmen, dass es sich um ASS 100 handele, und die anderen wähnten, Aspirin einzunehmen.

Und weil so ein Schmerzmittel erfahrungsgemäß einige Zeit braucht, um seine Wirkung zu entfalten, setzten die Forscher ihre Probanden davon in Kenntnis, dass sie eine halbe Stunde warten müssten, bevor sie mit dem Versuch fortfahren könnten, um sicherzugehen, dass das Schmerzmittel richtig wirke. Während dieser Wartezeit gaben sie den Teilnehmern Unterlagen über die zu testenden Medikamente und die Herstellerfirmen zu lesen. Kurz gefasst erfuhren die Probanden der ersten Gruppe, dass Aspirin der Klassiker unter den Schmerzmedikamenten und seit nunmehr 100 Jahren auf dem Markt ist. In der Broschüre stand auch, dass Aspirin der Firma Bayer zu Weltruhm verholfen hat. Die Teilnehmer der zweiten Gruppe erfuhren unter anderem, dass die Firma 1 A Pharma ein relativ junges Unternehmen ist, das sich auf die Herstellung und Vermarktung von Nachahmerprodukten spezialisiert hat.

Nachdem die Wartezeit verstrichen war, ging es in die zweite Runde. Den Teilnehmern wurde abermals ein Hitzereiz zugefügt, dessen Schmerzintensität sie bewerten sollten. Und Sie ahnen es vermutlich schon, bingo! Die Probanden, die vermeintlich Aspirin eingenommen hatten, berichteten tatsächlich, der Hitzereiz sei in der zweiten Runde weniger schmerzhaft gewesen als beim ersten Mal, als sie kein Aspirin zur Schmerzhemmung bekommen hatten.

Die subjektiv empfundene Schmerzlinderung lag im Durchschnitt 10 Prozent unter der ursprünglichen Schmerzhemmung; im Klartext: Wenn die Teilnehmer beim ersten Durchgang die empfundenen Beschwerden auf der Schmerzskala mit durchschnittlich 50 bewertet hatten, gaben sie nach der Aspirin-Runde 45 an; macht genau 10 Prozent weniger Schmerzen.

Bei den Testern der ASS-100-Gruppe lief es erwartungsgemäß nicht ganz so gut. Sie gaben nämlich an, überhaupt keine Veränderung gespürt und auch nach Einnahme der Tablette gleich starke Schmerzen empfunden zu haben. Nun könnte man sagen, 10 Prozent hin oder her, welchen Unterschied macht das schon? Den Unterschied, liebe Leser, macht der Blick ins Gehirn.

Die subjektive Schmerzwahrnehmung der Studienteilnehmer deckte sich nämlich mit den Aktivitäten in ihrem Oberstübchen. Während sich bei den Testern der ASS-100-Gruppe nichts Besonderes tat und die Hirnaktivitäten weitestgehend unauffällig waren, entdeckten die Forscher in den Denkorganen der Aspirin-Gruppe Erstaunliches: In einigen Hirnarealen, die an der Verarbeitung und Bewertung von Schmerzreizen beteiligt sind, konnten die Wissenschaftler erhöhte Aktivitäten nachweisen. Vor allem im präfrontalen Cortex, wo über das eigentliche Ausmaß der Schmerzwahrnehmung entschieden wird, war nach Einnahme des vermeintlichen Aspirins mehr los als vor der Einnahme.

Aus ihren Beobachtungen ziehen die Forscher um Kai Fehse den Schluss, dass die an ein bekanntes Markenprodukt wie Aspirin geknüpften Erwartungen Placebo-Effekte im Sinne einer Schmerzreduktion auslösen können. Das Fazit dieser Studie könnte lauten: »Was viel kostet, ist auch dem Gehirn viel wert, das zur Belohnung die Schmerzwahrnehmung drosselt.«

Professoren haben das größere Placebo-Potential?

Übrigens beschränkt sich die gesteigerte Wertschätzung nicht allein auf den Preis eines Medikaments. Auch die Qualifikation und die Reputation der behandelnden Mediziner spielt eine gehörige Rolle. Privatversicherte haben ja – je nach Vertragsgestaltung und Tarif – das Recht auf Chefarztbehandlung. Ob sie damit immer besser fahren, soll nicht Gegenstand dieses Buches sein; nur so viel am Rande: Es ist nicht nur das Recht mancher Privatversicherten, sich vom Chefarzt einer Klinik oder Abteilung behandeln zu lassen, sondern vielmehr haben sich viele Chef- und Klinikärzte das Privileg gesichert, Privatpatienten behandeln zu dürfen.

Viele Menschen gehen davon aus, dass Rang und Namen eines Mediziners automatisch auf ein besonders hohes Maß an Heilkunst schließen lassen. Wenn diese Annahme eine positive Erwartungshaltung zur Folge hat und der Chefarzt die Erwartungen auch erfüllen kann, müsste sich, den bisherigen

Erkenntnissen der Placebo-Forschung zufolge, die Behandlung durch einen Chefarzt tatsächlich in einem besseren Behandlungsergebnis niederschlagen. Der Titel eines Professors der Medizin ist ein Attribut, das den meisten Menschen Respekt einflößt.

Auch wenn der Vergleich hinken mag, strenge ich ihn an: Bevor es studierte Medizinmänner gab, gab es Medizinmänner, die ihr Wissen anderweitig erwarben; zum Teil durch Überlieferung, zum Teil durch das Studium der Natur. Zu einem ganz erheblichen Teil beruhte ihr Tun jedoch auf der Inszenierung ihrer Heilkunst. Der Budenzauber, den solche Medizinmänner oder Schamanen beim Tanz um das heilige Feuer aufgeführt haben, womöglich begleitet von der Opferung lebender Tiere, flößte den hilfesuchenden Patienten einen solchen Respekt ein, dass sie den Männern alles zutrauten, auch – und deswegen haben sie sich ja auf den Weg zum Medizinmann gemacht –, ihr Leiden zu beenden. Wer es mit den Göttern aufnimmt und es vermag, diese gnädig zu stimmen – so die Annahme –, der kann es auch mit einer so irdischen Angelegenheit wie einem Abszess oder einem schmerzenden Rücken aufnehmen. Nun werden auch die Medizinmänner vergangener Zeiten über die eine oder andere Art der Heilkunst verfügt haben. So wussten sie beispielsweise das Potential der in ihrer Region vorkommenden Heilpflanzen zu nutzen. Doch erst in Kombination mit dem Ritual und dem Zauber, den sie dabei entfachten, konnten sie die für den Placebo-Effekt so wichtige Erwartungshaltung hervorrufen, die eine Heilung oder Linderung nach sich ziehen kann.

Zurück zu den Medizinmännern unserer Tage. Wenn der Chefarzt einer Klinik ein guter Fachmann und ein empathischer Arzt ist, kann der Nimbus, der ihn umgibt, die schönsten Placebo-Effekte hervorbringen, die als Bonus seine ohnehin formidable Heilkunst in ihrer Wirkung verstärken. Dann ist die Behandlung durch den Herrn Professor wirklich ein Privileg für jeden Patienten.

Wenn er allerdings ein guter Fachmann auf seinem Gebiet, aber vorwiegend in der Forschung tätig ist – also im Labor, am Schreibtisch und auf Kongressen – und kaum Kontakt zu Patienten hat, kann er trotz seiner fachlichen Expertise ein miserabler Arzt sein, vor dem man Patienten tunlichst schützen sollte. Ich habe bis zum heutigen Tag weitestgehend gute und sogar hervorragende Ober- und Chefärzte kennengelernt, und zwar sowohl als Patientin als auch als Journalistin. Daher gehe ich rein spekulativ davon aus, dass die meisten Professoren das Zeug dazu haben, die in sie gesetzten Erwartungen zu erfüllen und im Sinn eines Placebo-Effekts sogar zu übertreffen. Allerdings sollten Mediziner von Rang und Namen auch bedenken, dass ihr Wort nun einmal für viele Menschen schwerer wiegt als das von Medizinern mit einem niedrigeren akademischen Grad.

Je schmerzhafter, desto wirksamer?

Nicht nur der Preis und die damit verbundene Erwartungshaltung beeinflussen den Placebo-Effekt, sondern auch die Darreichungsform eines Medikaments, und zwar unabhängig davon, ob es sich um ein wirksames oder unwirksames handelt.

Je größer der Aufwand, der mit einer Behandlung einhergeht, desto größer scheint der potentielle Nutzen für Patienten zu sein. So kann ein Wirkstoff in Tablettenform oder als Spritze verabreicht werden. Die Erwartungshaltung an die fiese Nadel scheint jedoch um einiges höher zu sein als an eine harmlose Tablette, weshalb Patienten von einer Injektion mehr profitieren können als von der oralen Einnahme eines Medikaments. Je aufwendiger die Behandlung, desto mehr scheint in puncto Placebo-Effekt für die Patienten herauszuspringen. Dass es so sein könnte, wurde lange vermutet.

Wissenschaftler der LMU und der TU München wollten es genauer wissen und haben eine Meta-Analyse erstellt. Sie nahmen insgesamt 78 Studien unter die Lupe, die allesamt die Anfallsprophylaxe von Migräne zum Gegenstand hatten. Eine Anfallsprophylaxe soll Migräneattacken verhindern oder mindestens abschwächen. Alle von Karin Meissner und ihren Mitarbeitern ins Kalkül gezogenen Studien waren placebokontrolliert.

Zum besseren Verständnis: In einigen Studien wurden echte Medikamente zur Behandlung von Migräne im Vergleich mit Placebo-Medikamenten getestet. In anderen Studien wurde eine echte Akupunktur zur Verhinderung einer Migräneattacke mit der Wirkung einer Schein-Akupunktur verglichen. Sogar Operationen wurden Schein-Operationen gegenübergestellt. Die Wissenschaftler analysierten all diese Studien und ermittelten, wie hoch der Placebo-Effekt bei den verschiedenen Placebo-Behandlungen war. Die Ausgangshypothese der Forscher war ja, dass die Placebo-Interventionen mit dem größten Aufwand auch am wirksamsten sein müssten.

Und genauso war es: Vor allem die Placebo-Akupunktur und die Placebo-Operationen waren in ihrer Wirkung deutlich effektiver als die Verabreichung von Placebo-Medikamenten. Übrigens hat die Meta-Analyse auch ergeben, dass eine vorgetäuschte Akupunktur im Durchschnitt die gleichen Effekte hat wie die Gabe von pharmazeutisch wirksamen Medikamenten. Dies ist ein weiterer Beleg dafür, dass der Placebo-Effekt mitunter ebensogut wirkt wie eine echte

Therapie! Diesen Satz müsste ich eigentlich fett und rot markieren, damit er nicht überlesen wird.

Doch zurück zur Meta-Analyse. Die hat nämlich gezeigt, dass invasive Behandlungen offenkundig ein größeres Potential haben als Placebo-Tabletten. Die Wissenschaftler vermuten, dass dieser Unterschied auf die größere Erwartung des Patienten an eine invasive Behandlung zurückzuführen ist. Ich habe mir meinen eigenen Reim auf die größere Erwartung an invasive Behandlungen gemacht: Wenn wir noch einmal den Wert einer Behandlung betrachten, hat solch eine Operation natürlich einen ungleich höheren Wert in den Augen eines Patienten als eine Tablette. Erstens ist sie viel teurer als die Tablette, zweitens wird ein Riesenaufwand betrieben: Der Patient wird von »maskierten« Chirurgen und anderen Mitarbeitern behandelt, die mit sterilen Geräten hantieren. Er selbst legt auch einiges in die Waagschale. Er begibt sich – je nach Krankheitsbild – für mehrere Tage in eine Klinik. Vor dem Eingriff darf er nichts essen, nach dem Eingriff gibt es Schonkost. Dann sind da die postoperativen Schmerzen und vielleicht die ein oder andere Einschränkung, mit der er einige Zeit leben muss. Und *last but not least* birgt jeder chirurgische Eingriff ein gewisses Risiko. Das heißt, der Aufwand, die Kosten und damit der Wert einer Operation sind für einen Patienten so hoch, dass er sich davon einiges verspricht.

Es ist wie mit den von Hand genähten Schuhen, für die man ein Jahr gespart hat. Von solchen Luxustretern erwartet man nicht nur einen hohen Tragekomfort, sondern auch, dass sie möglichst lange ihren Dienst tun. Die Erwartung an ein maximales Operationsergebnis ist nur folgerichtig, und das erklärt möglicherweise, dass und warum aufwendige Behandlungen zu einem besseren Ergebnis führen als eine Tablette, die man mal so nebenbei einwirft.

Andere Zeiten,
andere (Placebo-)Werte

Sie werden nicht glauben, wovon sich die Menschen in früheren Zeiten Hilfe und Erlösung versprochen haben. Die Voodoo-Praktiken, die ich am Anfang dieses Buches beschrieben habe, geben Einblicke in die Kraft der Magie, der Zauberei und des Übersinnlichen, die solche Rituale zu entfalten vermögen. Und glauben Sie jetzt bitte nicht, Sie seien gefeit gegen die Kraft des Übersinnlichen. Für den Fall, dass Sie sich für besonders aufgeklärt und nicht anfällig für derlei Phänomene halten, nur so viel: Der Budenzauber, den Herr Moseley seinerzeit im OP-Saal veranstaltete, um seine Patienten von der Echtheit der Knieoperation zu überzeugen, war nichts anderes als eine gekonnt zusammengestellte Mischung ritueller Handlungen. Er operierte seine Patienten ja nun mal nicht, sondern tat nur, als ob. Das Geklapper mit dem Operationsbesteck und in den Raum geworfene Fachbegriffe, die kein normaler Patient versteht, die aber sehr bedeutsam klingen und mächtig Eindruck machen, waren rituelle Handlungen, die zu einer Operation gehören und die Patienten auch damit verbinden. Blieben sie aus, würde ein chirurgischer Eingriff künftig ohne das ganze Brimborium ablaufen, könnte die Erwartung der Patienten an den Erfolg der Operation möglicherweise in den Keller sinken und das Operationsergebnis beeinträchtigt werden.

Dass wir Menschen uns von Ritualen beeindrucken lassen, dürfen Sie als naturgegeben hinnehmen und sollten es in Ihrem eigenen Interesse nicht mit irgendeiner Verstandesgröße in Verbindung bringen. Wir agieren in vielen Lebenssituationen weniger vernunft- als vielmehr instinktgetrieben. Auch das war und ist ein Überlebensvorteil. Die Sozialisierung, die wir durchmachen, geht mit so vielen verschiedenen Ritualen einher, dass diese ein eigenes Buch füllen würden. Aber zurück zu den therapeutischen Ritualen:

Robert Jütte, der als Medizinhistoriker die therapeutischen Praktiken früherer Zeiten gut kennt, wies mich auf eine für heutige Verhältnisse mehr als absonderliche Praktik hin: die magische Medizin »Blut«. Wie aus zahlreichen Berichten über Hinrichtungen überliefert ist, spielte Blut als »Stoff des Lebens« in der Scharfrichterpraxis eine große Rolle. Als im Juli 1908 in Freiberg in Sachsen eine Frau hingerichtet wurde, bat eine ältere Dame aus einem Dorf in der Umgebung einen Justizbeamten, ob sie nicht eine kleine Menge Blut der Delinquentin nach deren Hinrichtung durch das Fallbeil bekommen könne. Sie habe in ihrer Bekanntschaft ein junges Mädchen, das an Epilepsie leide, und diesem wolle sie mit dem Blut helfen.

Die ersten Belege für die Praxis, bei Hinrichtungen das Blut für Heilzwecke »abzuzapfen«, datieren aus dem 17. Jahrhundert. Aus Nürnberg wird 1674 berichtet, dass das aus dem Hals schießende Blut eines hingerichteten Verbrechers in einer Schale aufgefangen worden sei, um es »unterschiedlich – armen und preßhaften Leuthen, welche mit der schweren Kranckheit oder hinfallenden Sucht beladen gewesen, zu trinken (...) zu geben, wovon sie curirt, gesund und heil worden«.

Ob der »rote Lebenssaft« die »armen und preßhaften Leuthe« von ihren Leiden erlösen konnte, ist nicht überliefert. Aber gehen wir einmal davon aus, dass es einige Überwindung kostet, das Blut eines anderen Menschen zu trinken. Vor diesem Hintergrund kann man durchaus von einem Aufwand sprechen, den der Bluttrinker da betreibt, denn – und jetzt lesen Sie gründlich – es kostet ihn Überwindung, den roten Lebenssaft hinunterzuwürgen. Insofern hat der bloße Vorgang des Bluttrinkens für ihn einen erheblichen Wert. Rechnet man zu diesem höchst individuellen Wert auch noch den damals vorherrschenden Glauben an die magische Kraft des Blutes hinzu, dürfte eine hohe Erwartung vorhanden gewesen sein. Und warum soll eine solch hohe Erwartung nicht einen wirkmächtigen Placebo-Effekt hervorrufen können, der den Bluttrinker schlussendlich von seiner Pein befreit?

Nachdem ich Sie lange genug hingehalten habe, komme ich endlich zu dem versprochenen Kapitel, das Ihnen möglicherweise helfen kann, das Wissen um Placebo-Effekte für sich selbst zu nutzen.

Wie schaffe ich mir
meine eigenen Placebo-Effekte?

In diesem Buch habe ich mehrheitlich darüber gesprochen, inwiefern Ärzte die Erkenntnisse der Placebo-Forschung nutzen und in die Praxis umsetzen können. Aber Mediziner können ihr Bestes geben und doch nichts ausrichten, wenn Sie – liebe Patientinnen und Patienten – sie nicht dabei unterstützen. Ärzte sprechen von der sogenannten Compliance, wenn Patienten ihren Beitrag zum Gelingen einer Therapie leisten. Es nützt nichts, wenn Sie sich gemeinsam mit Ihrem Arzt auf eine Behandlung verständigen und dann die Tabletten, die er Ihnen verschrieben hat, nicht nehmen. Es nützt auch nichts, wenn Sie all seine Vorschläge abnicken und Besserung geloben, nur um dann wie gehabt weiterzuleben und nichts, aber auch rein gar nichts dazu beitragen, Ihre Situation zu verbessern.

Wenn Ihr Arzt Ihnen ans Herz legt, sich mehr zu bewegen, endlich die Finger von den Zigaretten zu lassen und ab und zu mal eine Portion Gemüse statt unentwegt Leberkässemmeln zu essen, damit Sie von Ihren exorbitanten Blutdruckwerten runterkommen, dann ist es doch wohl nicht zu viel verlangt, seinen Ratschlägen Folge zu leisten – oder? Sie müssen es einmal so sehen: Sie kommen zum Arzt und suchen seine Hilfe. Sie tun ihm keinen Gefallen, wenn Sie sich aufs Fahrrad schwingen oder die Glimmstengel endlich entsorgen. Sie tun es für sich und nur für sich! Ihr Arzt nimmt keinen Schaden, wenn Sie sich immer mehr Pfunde anfuttern und Ihren Blutdruckwerten zu immer neuen Rekorden verhelfen. Er resigniert vielleicht und gibt es auf, Ihnen gut zuzureden. Der Gelackmeierte sind am Ende Sie! Ärzte, die wahrnehmen, dass es keinen Sinn hat, sich einem Patienten aufopferungsvoll zu widmen, werden ihre Energie eher für andere Patienten aufwenden, die willens sind, etwas für ihre Gesundheit zu tun. Und wer will es einem Arzt verdenken, wenn er sich dann mit seiner Zuwendung zurückhält?

Das vertrauensvolle Arzt-Patient-Verhältnis, von dem in diesem Buch viel die Rede war, setzt auch voraus, dass Patienten ihren Ärzten vertrauen und dass sie gemeinsam mit ihren Ärzten die besprochenen Therapien umsetzen. Die erste Voraussetzung für das Erzeugen von Placebo-Effekten ist also, die Ratschläge Ihres Arztes zu befolgen. Eine weitere Voraussetzung ist, dass Sie selbst von der Richtigkeit und Wichtigkeit einer Behandlung überzeugt sind. Sollten Sie das nicht sein, dann fragen Sie Ihren Arzt, besprechen Sie Ihre Zweifel oder Unsicherheit mit ihm. Sie sollten die Praxis nicht mit einem schlechten Gefühl verlassen. Damit ist niemandem geholfen. Denn nur wenn Sie davon überzeugt sind, dass Ihnen eine Therapie hilft, werden Sie optimal davon profitieren. Sie haben aus den vielen Studien, die ich zitiert habe, erfahren, dass die Wirkung eines Medikaments durch den Placebo-Effekt um einiges verstärkt werden kann. Dann nutzen Sie den Placebo-Effekt doch auch für sich, diesen unglaublich effizienten Heilmacher!

Nehmen Sie Ihre Medikamente in dem Bewusstsein, dass Sie Ihnen helfen. Wenn Sie gläubig sind, beten Sie dafür. Wenn Sie ein Ästhet sind und Wert auf ein sinnliches Umfeld legen, drücken Sie Ihre Tablette nicht einfach mal eben so aus dem Blister, sondern legen Sie sie auf ein kleines Silbertablett, in ein schönes Glas oder auf einen Perlmuttlöffel. Zelebrieren Sie die Einnahme Ihrer Medikamente, und betrachten Sie die Pillen als etwas Wertvolles. Denn genau das sind sie!

Das gilt selbstverständlich auch für andere Therapien.

Wenn Sie auf Anraten Ihres Arztes dem Schweinebraten und den Leberkässemmeln abgeschworen haben und auf Salate und Fisch umgestiegen sind, dann würgen Sie die grünen Blätter nicht hinunter, sondern essen Sie sie in dem Bewusstsein, dass Gemüse und Obst Sie mit wertvollen Vitaminen und Mineralien versorgen und vielleicht auch ein bisschen dazu beitragen, Ihre Gefäße vor Verkalkung zu schützen. Sie werden sich wundern, wie gut und lecker eine grüne Küche ausfallen kann, wenn man die Gerichte appetitlich und gern zubereitet. Das soll jetzt kein Plädoyer für vegetarische Kost werden und auch keine Verurteilung von guter Hausmannskost. Ich will Ihnen lediglich ans Herz legen, all die Dinge, die Ihrer Gesundheit zuträglich sind, bewusst zu leben, nicht widerwillig, nicht halbherzig, sondern mit ganzem Herzen und mit voller Überzeugung.

Wenn Sie wollen und sich darauf einlassen, können Sie sogar noch eins obendrauf setzen.

Innere Bilder können Placebo-Effekte schaffen

Dass die allzu plastische Vorstellung von Krankheiten diese erst hervorrufen kann, habe ich am Beispiel meiner eigenen Nocebo-Erlebnisse geschildert. Offenkundig treten solche Phänomene nur dann auf, wenn die Krankheit schon einmal durchlitten wurde und folglich eine konkrete Erinnerung, ein Bild, damit verbunden ist oder wenn die krankheitsspezifischen Symptome bei anderen Menschen so deutlich sichtbar sind, dass man sie auf sich selbst überträgt. Das klingt möglicherweise ein bisschen verschwurbelt, und deshalb erkläre ich es einfacher: Wenn Ihr Arbeitskollege einen Ausschlag im Gesicht hat, den Sie unansehnlich und vielleicht sogar abstoßend finden, und wenn Sie fürchten, ähnliche Hautpusteln zu bekommen, dann können Sie sich in etwa ausmalen, wie Sie mit einem solchen Ausschlag aussehen würden.

Das heißt, Sie können sich selbst in genau dem Zustand visualisieren, in dem sich Ihr Kollege gerade befindet. Und wenn Sie das nur intensiv genug tun, kann es sein, dass Sie sich tatsächlich solche Pusteln zuziehen. Denken Sie an die vielen Medizinstudenten, die sich qua Vorstellungskraft die unglaublichsten Krankheiten »angehext« haben. Nun geht das auch umgekehrt. Nehmen wir einmal an, Sie haben Pusteln im Gesicht. Sie wissen aber ziemlich genau, wie Sie ohne Pusteln aussahen und wie es sich anfühlte, über eine glatte Pfirsichhaut zu streicheln. Versuchen Sie einmal, sich bildlich vorzustellen, dass Ihre Haut wieder genauso rosig aussieht und sich zart und geschmeidig anfühlt. Je intensiver Sie in diese Bild- und Gefühlswelt eintauchen, desto besser für Ihr Gesicht. Pusteln sind natürlich ein recht plakatives Beispiel. Nehmen wir ein anderes:

Erinnern Sie sich noch an meine oben erwähnte Schlaflosigkeit? Ich litt unter extremen Schlafstörungen, die einzig dadurch behoben wurden, dass ein Arzt mir sagte: »Heute Nacht werden Sie schlafen ...« Meine Sehnsucht nach Schlaf war so groß, dass ich mir vorstellte, gut und tief schlafen zu können. Nun war das Schlafen als solches eine Erfahrung, die ich vielfach abgespeichert hatte; Schlafen war nichts, was ich erst erlernen musste, ich musste es gewissermaßen nur aktivieren oder abrufen. Dieser Mechanismus scheint auf verschiedene körperliche Zustände und Prozesse übertragbar zu sein.

Offenkundig verfügen wir über eine innere Apotheke, die dem Körper im Krankheitsfall Mittel zur Verfügung stellt, um den natürlichen Zustand der Gesundheit wiederherzustellen. Die »Medikamente« dieser körpereigenen Apotheke sind nichts anderes als die viel zitierten Selbstheilungskräfte. Wenn wir den Zustand der Gesundheit bildlich abrufen und uns möglichst realistisch ausmalen, wie es ist, gesund zu sein, können wir die Selbstheilungskräfte möglicherweise dahingehend anregen, diesen Zustand wiederherzustellen.

Karin Meissner hat dafür den Begriff »Blaupause der Gesundheit« geprägt. Ich habe sie gefragt, was sich dahinter verbirgt und wie dies wissenschaftlich zu erklären ist:

»Wir alle wissen, wie es sich anfühlt, gesund zu sein – wir haben es in Zeiten von Krankheit nur manchmal vergessen. Durch unsere Vorstellungskraft können wir solche alten Gefühle jedoch wieder erwecken, um dann diesen ›Idealzustand‹ Stück für Stück wiederherzustellen. In Trance – das heißt in einem Zustand tiefer Entspannung – wirkt das besonders gut. Dies ist aus der Hypnotherapie hinreichend bekannt.«

Ein Beispiel dafür, dass innere Bilder Krankheiten positiv beeinflussen können, lieferte eine Studie, die an ihrem Forschungsinstitut an der LMU München gemacht wurde. Das Team um Dr. Jillian R. Horton-Hausknecht untersuchte Patienten mit rheumatoider Arthritis. Bei dieser Autoimmun-Erkrankung handelt es sich um eine chronisch verlaufende Entzündung der Gelenke, die zu Versteifungen der Glieder führen kann und die mit erheblichen Schmerzen verbunden ist. Die Standardtherapien zielen auf eine Eindämmung der Entzündungen ab. Allerdings kann der Verlauf der Erkrankung durch solche Interventionstherapien lediglich verlangsamt und aufgehalten werden. Eine Heilung ist dadurch nicht möglich. Die Wissenschaftler der LMU wollten wissen, ob und welchen Einfluss psychologische Interventionen auf den Verlauf der rheumatoiden Arthritis nehmen können. Für ihr Unterfangen rekrutierten sie insgesamt 66 Patienten, die in drei Gruppen aufgeteilt wurden.

Zunächst wurden alle Teilnehmer über das Wesen ihrer Erkrankung aufgeklärt. Die Forscher erklärten ihnen, welche Rolle das Immunsystem dabei spielt, das permanent Entzündungen auslöst. Darüber hinaus erfuhren die Probanden, inwiefern das Nervensystem wie auch die jeweilige psychische Verfassung das Immunsystem beeinflussen.

Im weiteren Verlauf der Studie erlernte eine Gruppe von Patienten eine Hypnosetechnik, die es ihnen ermöglichte, in einen tranceähnlichen Zustand zu fallen. Zunächst geschah das unter Anleitung. Dann bekamen die Probanden eine besprochene Kassette mit nach Hause, mit deren Hilfe sie sich selbst in Trance versetzen konnten. Zusätzlich sollten sich die Patienten der Hypnosegruppe bildlich vorstellen, wie ihr Leben war, bevor sie an der rheumatoiden Arthritis erkrankten. Die Wissenschaftler hielten sie dazu an, sich an Situationen zu erinnern, als sie noch keine Schmerzen hatten, die Gelenke flexibel und beweglich waren. Die Patienten sollten den Zustand der Gesundheit abrufen und das Leben ohne Krankheit bildlich wie auch in ihrer Gefühlswelt nachempfinden. So sollten sie sich zum Beispiel an Sportarten erinnern, denen sie einmal gern nachgegangen waren, an das Spielen eines Musikinstruments oder ganz banale Hausarbeiten, die vor Eintreten der Erkrankung einfach und beschwerdefrei von der Hand gingen.

Zudem sollten sich die Patienten während der Trance-Sessions bildlich vorstellen, ihr Immunsystem richte sich nicht mehr gegen den eigenen Körper. Dazu erklärten ihnen die Wissenschaftler genau, welche Zellen daran beteiligt sind und wie sie sich diese vorstellen könnten. Als letzte Autosuggestion malten sich die Patienten aus, wie die Schwellungen zurückgehen, die Gelenke wieder beweglich werden und die Schmerzen abklingen.

Die zweite Gruppe übte sich in Entspannungstechniken, und zwar in Meditation, während die Patienten der dritten Gruppe an keiner Therapie teilnahmen. Sie trafen sich lediglich in kleinen Gruppen und füllten die gleichen Fragebögen aus wie ihre Kollegen aus den anderen beiden Gruppen.

Kurzgefasst kam bei diesem interessanten Studiendesign Folgendes heraus: Bei den Teilnehmern der Hypnose-Gruppe nahmen nicht nur die Schwellungen ab, sondern auch die Steifheit der Gelenke ging deutlich stärker zurück als bei den Patienten der beiden Kontrollgruppen. Zudem berichteten die Hypnosepatienten über vergleichsweise geringe Schmerzen. Am meisten profitierten diejenigen, die sich häufig in Trance versetzten und die inneren Bilder abriefen. Die Wissenschaftler stellten einen deutlichen Zusammenhang fest zwischen der Intensität der Autosuggestionen und einem verbesserten körperlichen Zustand.

Die Ergebnisse dieser Studie unterstützen Karin Meissners These, dass wir Gesundheit in Form innerer Bilder abrufen können. Sie zeigen aber auch, dass Menschen im Zustand der Trance hochsuggestibel und stark beeinflussbar sind. Ernil Hansen hat darauf aufmerksam gemacht, dass negative Suggestionen großen Schaden anrichten können, wenn Patienten krankheitsbedingt in tranceähnliche Zustände geraten. Aber er hat auch darauf hingewiesen, wie positive Suggestionen Patienten zum Wohle gereichen können.

Und genau diese Möglichkeit der Suggestibilität können Sie, liebe Patienten, auch für sich nutzen. Dazu müssen Sie sich nicht zwingend in Hypnosetechniken einarbeiten. Im Grunde genommen ist jede Entspannungstechnik, die dazu führt, dass Ihr Geist zur Ruhe kommt, geeignet, um positive, heilende Bilder zu visualisieren.

Entspannung ist immer gut

Dass sich Stress und Angst ungünstig auf Krankheitsverläufe auswirken und Nocebo-Effekte hervorrufen können, ist hinlänglich belegt. Fabrizio Benedetti hat eindrücklich dargestellt, inwieweit Angst die Schmerzwahrnehmung verstärken kann. Des Weiteren kann man davon ausgehen, dass die selbstregulatorischen Fähigkeiten des menschlichen Organismus – bleiben wir ruhig beim Bild der körpereigenen Apotheke – unter Stress und Anspannung schlechter funktionieren als im Zustand der Entspannung. Auch das ist dem Kampfmodus geschuldet, der mit einer erhöhten Anspannung des Körpers einhergeht. Wer vor wilden Tieren Reißaus nehmen muss, hat keine Zeit für Wundheilung oder anderweitige Reaktionen seines Immunsystems. Nicht dass der Mensch darüber entscheiden könnte; nein, das regelt der Körper glücklicherweise autonom, ohne dass wir ein Mitspracherecht haben.

Fakt ist, wer unter Dauerstress steht, hat auf lange Sicht ein größeres Risiko, krank zu werden und es zu bleiben. Wer sich zwischen den Phasen der Anspannung ausreichend Entspannung gönnt oder – besser noch – es schafft, ein einigermaßen ausgeglichenes Leben zu führen, hat größere Chancen, gesund zu bleiben oder nach einer Krankheit zu gesunden. Nun kann man Stress nicht grundsätzlich aus seinem Leben verbannen. Das geht schon deshalb nicht, weil Anspannung ebenso wie Schmerz eine Funktion hat, die mit einem Überlebensvorteil einhergeht. Ja, und dann bringt natürlich jeder Mensch sein ganz persönliches Naturell mit. Der Volksmund spricht von der »Haut, aus der man nicht herauskann«. Manch einer ist von Natur aus gelassen, »den bringt so schnell nichts aus der Ruhe«. Ein anderer fährt schon bei der kleinsten Störung aus der Haut.

Unabhängig davon, wie ruhig oder nervös man von Haus

aus ist: Entspannen und damit Stress abbauen beziehungsweise Stress vorbeugen kann jeder. Unruhige Typen brauchen vielleicht ein bisschen länger und müssen intensiver
üben als die ohnehin Gelassenen, aber können tut es jeder.
Und so wie jeder Mensch ein eigenes Naturell hat, gibt es
auch unterschiedliche Techniken der Entspannung, die dem
einen mehr und dem anderen weniger entgegenkommen.
Der eine schwört auf Meditation, der Nächste findet sein
Heil in Tai-Chi, und der Übernächste entspannt sich beim
Spaziergang mit seinem Hund oder bei der Gartenarbeit.

Probieren Sie einfach verschiedene Techniken oder ganz
normale Betätigungen aus, und finden Sie heraus, was Ihnen
am meisten liegt. Erfahrungsgemäß profitiert man von Sportarten oder Entspannungsmethoden dann am meisten, wenn
man Freude daran hat und wenn sie einigermaßen leicht von
der Hand gehen. Dann bleibt man in der Regel auch dabei.
Zwingt man sich hingegen zu etwas, nur weil der beste
Freund darauf schwört, sollte man lieber die Finger davon
lassen und nach einer anderen Betätigung suchen, die besser
zu einem passt. Ich stelle Ihnen im Folgenden ein paar prak-
tikable Entspannungstechniken vor – obwohl das natürlich
nur ein kleiner Ausschnitt aus dem großen Angebot ist.

Bei der achtsamkeitsbasierten Stressreduktion nach Jon
Kabat-Zinn, eine Methode, die sehr gut erforscht ist, lenken
Sie Ihre Aufmerksamkeit auf ganz alltägliche Dinge und Ab-
läufe, etwa das Kauen einer Rosine oder das bewusste Gehen. Der Clou dabei ist nicht nur, dass Sie tatsächlich entspannen und Stress abbauen, sondern dass Sie Ihre Aufmerksamkeit vom Krankheitsgeschehen weg und auf die Rosine,
oder womit Sie sich gerade bewusst beschäftigen, hinlenken.

Prof. Dr. Niko Kohls, der seine Forschungstätigkeit auf
die Ergründung achtsamkeitsbasierter Meditation konzentriert, betreut aktuell eine Studie mit Patienten, die an Schup-

penflechte erkrankt sind. Dabei geht es gar nicht so sehr darum, diese Menschen von ihrer Krankheit zu befreien, sondern ihnen zu helfen, besser damit leben zu können. Viele Patienten mit Psoriasis leiden unter unerträglichem Juckreiz, was dazu führt, dass sie ihre Haut aufkratzen und dabei oft Wundinfektionen verursachen. Indem sich diese Patienten auf das Kauen einer Rosine oder das langsame und bewusste Gehen konzentrieren, werden sie vom Juckreiz abgelenkt, der sie dann nicht mehr oder zumindest deutlich weniger plagt; so weit das Ziel und die Idee hinter der Studie.

Erste Ergebnisse deuten darauf hin, dass der Therapieplan aufzugehen scheint. Die meisten Patienten berichten, dass sie das Jucken zwar intensiver wahrnehmen als vorher, es allerdings nicht mehr als so störend empfinden. Niko Kohls vermutet, dass die Introspektion – also die Innenschau, die ein wesentlicher Aspekt der Meditation ist – dazu führt, dass die Patienten den Juckreiz als etwas zu ihnen Gehöriges akzeptieren und es weniger als äußerliche Bedrohung verstehen. Zudem wenden sie sich anscheinend dem Unangenehmen – also dem Juckreiz – in besonderer Weise zu (das könnte erklären, dass und warum sie das Jucken zunächst stärker wahrnehmen) und können das Symptom »Juckreiz« dann offensichtlich eher akzeptieren. Dieses Ergebnis erklärt auch die Haltung, die viele Teilnehmer der Studie im Verlauf der Meditationsübungen entwickelt haben. Man könnte sie mit folgender Aussage auf den Punkt bringen: »Es ist eben so, und ich bin bereit, es zu akzeptieren, selbst wenn es nicht angenehm ist.«

Eine weitere bewährte Technik der Entspannung ist die Progressive Muskelentspannung nach Jacobson. Und da wären wir auch schon bei den inneren Bildern. Bei dieser Form der Entspannung wandert man im Geiste durch den ganzen Körper und spannt jede Muskelpartie richtig fest an, um sie nach einem Moment wieder loszulassen. Ein total verspannter Körper wird auf diese Weise wieder ganz geschmeidig. Und eine muskuläre Entspannung zieht freundlicherweise eine mentale Entspannung nach sich. Achten Sie einmal darauf, wie Sie sich nach einer Massage fühlen. Ruhig und entspannt? Total gelassen? Wie im siebten Himmel? Und warum ist das so?

Weil Körper und Geist zusammengehören! Wenn Sie Angst haben und panisch sind, begeben Sie sich automatisch in die viel beschworene »Habtachtstellung« und spannen die Muskeln an. Und wenn Sie das nur oft genug tun, sind Sie schneller verspannt, als sie schauen können.

Und dieser Gedanke bringt mich direkt zur nächsten Entspannungsmethode.

Beim Autogenen Training richten Sie Ihre Aufmerksamkeit nach innen und arbeiten mit Autosuggestionen. Die erste Übung ist die Arm-Übung. Dabei stellen Sie sich vor, wie Ihr rechter oder linker Arm schwer wird. Das wiederholen Sie laut oder im Geiste immer wieder und malen sich dabei aus, wie ein Sack an Ihrem Arm hängt und ihn nach unten zieht. Dann wandern Sie mit Ihrer Aufmerksamkeit weiter zum Herzen. Dem sagen Sie: »Herz schlägt ruhig und gleichmäßig.«

Sie werden staunen, wie sehr sich Ihr Herz beruhigt, wenn Sie ihm das nur lange und deutlich genug sagen und sich das auch vorstellen. Und so geht es weiter. Als Nächstes konzentrieren Sie sich auf Ihren Atem und so weiter und so fort. Sie durchwandern Ihren Körper und bringen ihn zur Ruhe.

Dass Sie vom Autogenen Training profitieren, merken Sie relativ schnell daran, dass Ihr Körper absonderliche Dinge tut. Wenn Ihnen während der Übungen das Wasser im Munde zusammenläuft oder es in Ihrem Bauch ordentlich zu brodeln beginnt, wissen Sie, dass Sie auf dem richtigen Weg sind. Solche Geräusche, die im ersten Moment etwas verstörend wirken können, sind nichts anderes als Zeichen dafür, dass Ihr Parasympathikus aktiv ist und Sie vom Kampfmodus in den Ruhemodus gewechselt sind. Das Bauchgrummeln setzt übrigens nicht nur beim Autogenen Training ein, sondern auch bei anderen Entspannungsmethoden.

In der sogenannten Oberstufe des Autogenen Trainings geht es nicht mehr nur um körperliche Funktionen wie Herzschlag oder Atemfrequenz, die Sie mit Hilfe der Autosuggestionen beeinflussen können, sondern um ganz persönliche Ziele. Das können gesundheitliche Veränderungen sein wie die bereits angesprochenen Pusteln im Gesicht oder Aufgaben, denen Sie sich nicht gewachsen fühlen; etwa eine bevorstehende Prüfung, die nicht zu bewältigen zu sein scheint.

Was meinen Sie wohl, mit welchen Tricks Spitzensportler arbeiten? Sie haben alle einen Psycho-Coach, der ihnen dabei hilft, die Angst vor einem entscheidenden Match zu überwinden und sich auf den Spielsieg einzustimmen. Ohne mentales Training bringt heute keiner mehr einen Pokal nach Hause.

Wer im Autogenen Training geübt ist, kann sich in einen tranceähnlichen Zustand versetzen. Und in diesem Zustand entfalten Autosuggestionen ihre Wirkung, ganz gleich, ob es um das Bestehen einer Prüfung geht oder um das Abklingen eines Hautausschlags. Denken wir noch einmal an die positiven Erwartungen, die im Zusammenhang mit Placebo-Effekten eine so wichtige Rolle spielen. Wenn Sie sich etwas bildlich ausmalen und sich den Zustand, den Sie erwirken möchten, auf allen Sinnesebenen vergegenwärtigen, ist das nicht nur eine positive, sondern eine überzeugte Erwartungshaltung. Sie nehmen den Sollzustand voraus und gehen ihn im Geiste immer wieder durch. Probieren Sie es einfach mal aus.

Da ich die hier angeführten Entspannungstechniken nur kurz umschreiben und nicht vollumfänglich darstellen kann, finden Sie im Anhang dieses Buches eine Literaturliste mit empfehlenswerten Büchern zu den erwähnten Techniken. Im Übrigen gibt es mittlerweile in fast allen Städten und größeren Gemeinden Angebote, Yoga, Meditation und andere Entspannungstechniken in Kursen zu erlernen. Selbst im Internet kann man heute solche Kurse in sogenannten Webinaren belegen.

Yoga – egal in welcher Form – ist eine gute Möglichkeit, zur Ruhe zu kommen, Stress abzubauen und gleichzeitig etwas für den Körper zu tun. Gerade Patienten mit Rückenschmerzen – und das sind ja nun mal nicht wenige – können ihre Situation durch regelmäßiges Praktizieren entsprechender Übungen erheblich verbessern.

Ich möchte in diesem Zusammenhang noch einmal auf etwas zu sprechen kommen, was ich bereits beim Thema Schmerzen angerissen habe, genau genommen im Kapitel »Tango statt Fango«. Die Selbstwirksamkeit, von der ich sprach, können Sie mit jedweder Entspannungstechnik oder Sportart fördern. Wenn Sie beispielsweise Rückenschmerzen haben, weil Sie gerade eine lange Autofahrt hinter sich gebracht oder verspannt am Schreibtisch gesessen haben, und wissen, dass Yoga Ihnen in der Vergangenheit immer gut geholfen hat, haben Sie eine wirksame Technik an der Hand, die Ihnen vermutlich auch dieses Mal helfen wird. Und weil Sie wissen, dass Yoga gut für Ihren Rücken ist, gehen Sie nicht nur mit der mehr als positiven Erwartung in die Yogastunde, sondern Sie nehmen die Schmerzfreiheit schon als Ergebnis der Yoga-Stunde vorweg. Durch die vielen Male, in denen Yoga Ihr Retter in der Rückenschmerznot war, haben Sie sich gewissermaßen darauf konditioniert, dass Yoga für Sie ein probates Mittel zur Behebung von Rückenschmerzen ist. Diese Überzeugung verleiht Ihnen eine gewisse Stärke und bewahrt Sie davor, in Angst und Schrecken zu verfallen, sobald es im Rücken zwickt. Die Selbstwirksamkeit ist gewissermaßen ein Auslöser des Placebo-Effekts.

Nun gibt es natürlich noch viele weitere Entspannungstechniken, über die zu reden sich lohnen würde. Bogenschießen soll unglaublich entspannend sein, gar nicht zu reden vom Schwimmen oder Wandern, und Blumengießen oder Wäschebügeln sind übrigens auch entspannend!

Ich möchte Ihnen aber noch eine Entspannungstechnik ans Herz legen, die viele der in diesem Buch behandelten Aspekte auf das Trefflichste vereint. Nun will es der Zufall, dass diese Methode ausgerechnet von meinem Ehemann entwickelt wurde. Und ich kann Ihnen sagen, dass ich lange darüber nachgedacht und mit meiner Lektorin hin und her diskutiert habe, ob ich ausgerechnet auf die Meditationsübung abheben soll, die aus dem Hause Maly kommt. Die Kritiker dieses Buches mögen mich der Vetternwirtschaft zeihen; sollen sie es doch! Das Besondere, wenn nicht sogar Einzigartige an dieser Methode ist, dass sie Meditation mit Autosuggestion und Berührung verbindet: Mittels Meditation werden Sie in den tranceähnlichen Zustand versetzt, in dem Suggestionen wirken können. Dann stellen Sie sich vor, wie ein heilendes Licht in den Körperregionen wirkt, wo sich die Krankheit ausgebreitet hat. Der Clou an der Sache ist, dass Sie nicht allein meditieren, sondern dass ein Mensch Ihres Vertrauens zusammen mit Ihnen meditiert, Ihnen die Hände auf die erkrankten Stellen/Körperteile legt und sich ebenfalls vorstellt, ein heilendes Licht fließe durch diesen Körperteil. Was Sie dabei erfahren, ist pure Zuwendung. Dass liebevolle

Berührung und Zuwendung die Ausschüttung von Oxytocin begünstigen, habe ich Ihnen schon erläutert, dass Oxytocin das Vertrauen stärken kann, auch. Dass Sie in einem solchermaßen gestärkten Vertrauensverhältnis zusammen mit Ihrem Partner, Ihrer Tochter oder Ihrem Vater positive Erwartungen entwickeln und auf diesem Weg die schönsten Placebo-Effekte hervorrufen können, ist nicht garantiert, aber sehr wahrscheinlich.

Probieren Sie einfach eine der hier beschriebenen (oder eine der vielen hier nicht erwähnten) Methoden aus. Versuchen Sie, Entspannungstechniken in Ihren Alltag zu integrieren. Ganz gleich, wofür Sie sich entscheiden: Ich verspreche Ihnen – und jetzt lehne ich mich mal so richtig weit aus dem Fenster –, dass Sie Ihre gesundheitlichen Probleme zu einem guten Teil beeinflussen können. Es bedeutet aber auch, dass Therapien und Behandlungen, die Ihr Arzt Ihnen verordnet hat, besser wirken, wenn Sie selbst dies aktiv fördern!

Nocebos lauern überall

Nachdem ich mich relativ ausführlich darüber ausgelassen habe, in welchen Situationen Ärzte unbedacht und ohne Absicht Nocebo-Effekte hervorrufen können, möchte ich Ihnen noch ein paar Nocebo-Fallen aufzeigen, über die man als Patient nur allzu schnell stolpern kann.

Zu Risiken und Nebenwirkungen …

Da sind zunächst die Beipackzettel, die in jeder Tablettenschachtel stecken. Falls Sie eher ängstlich sind und vielleicht eine Neigung zu hypochondrischen Anwandlungen haben, sollten Sie sich die Lektüre der Nebenwirkungsliste auf Ihrem Beipackzettel ersparen. Die Arzneimittelhersteller sind dazu verpflichtet, alle jemals aufgetretenen Nebenwirkungen anzugeben, selbst wenn nur eine einzige Person davon betroffen war. Diese Angaben sind eher der juristischen Absicherung der Pharmaunternehmen geschuldet als einer Aufklärung der Patienten.

Nun haben Studien gezeigt, dass Menschen selbst dann Nebenwirkungen entwickeln, wenn sie Placebo-Pillen genommen haben, die keinen Wirkstoff enthalten und folglich auch keine Nebenwirkungen verursachen können. Allein die Ankündigung potentieller Nebenwirkungen führt bei manchen Menschen offenbar dazu, dass sie die beschriebenen Symptome tatsächlich entwickeln. Das führt leider dazu, dass Therapien abgebrochen werden oder die Dosis der Medikamente in Eigenregie reduziert wird, was am Ende mehr schadet als nutzt.

Robert Jütte empfiehlt Patienten, die sich jedes noch so kleine Risiko zu Herzen nehmen und Gefahr laufen, die im Beipackzettel beschriebenen Nebenwirkungen zu entwickeln, ihre Bedenken lieber konkret mit dem Apotheker ihres Vertrauens beziehungsweise direkt mit dem behandelnden Arzt zu besprechen.

Von Killerviren und Gluten-Unverträglichkeiten

Die Tatsache, dass die Leitmedien unseres Landes regelmäßig mit Gesundheitsthemen aufmachen, lässt erahnen, welches Interesse daran besteht – und dass sich Gesundheit gut verkauft.

Nun stehen Zeitungen, Zeitschriften und Magazine unter erheblichem Auflagen- beziehungsweise Quotendruck und müssen ihre Storys möglichst werbewirksam präsentieren.

Es ist ein permanentes Buhlen um die Gunst der Leserschaft beziehungsweise Zuschauer, und das geht nur mit augenfälligen Schlagzeilen und überspitzten Botschaften. Wer oder was diesen Irrsinn ausgelöst und befeuert hat, soll nicht Gegenstand dieses Buches sein; nur so viel: Es ist in meinen Augen ein Irrsinn sondergleichen!

Da wird aus einem Krankheitserreger schnell ein Killervirus, und es wird regelmäßig vor dem Verzehr bestimmter Lebensmitteln gewarnt. Da gerieren sich schauspielernde Promis als Werbebanner für diagnostische Maßnahmen, als sei es eine Generaltugend, zur Darmspiegelung zu gehen.

Angelina Jolie lässt sogar die ganze Welt wissen, dass sie sich vorsorglich ihre Brüste hat abnehmen lassen und demnächst auch noch auf ihre Eierstöcke verzichten will. Das ist ja ihr gutes Recht. Aber was bedeutet diese Botschaft für normalsterbliche Frauen, die mit der gleichen Genmutation leben wie Frau Jolie? Sollen die sich jetzt auch vorsorglich die Brust amputieren lassen? Noch abstruser ist es, wenn Stars und Sternchen sich mit einer durch und durch glutenfreien Ernährung brüsten und ihren Fans Ratschläge geben, wie sie ebenfalls durch weniger Gluten zu mehr Gesundheit, Schönheit und Erfolg gelangen können.

Ich habe mich lange Zeit gewundert, warum im Lebensmittelmarkt meines Vertrauens immer mehr bunte Schilder auftauchen. Erst dachte ich, es handele sich um lauter Angebote, bis ich mal genauer hinsah. Einige werben mit »glutenfrei«, andere mit »laktosefrei«, und dann gibt es auch noch die Schilder, die »vegane« Lebens- und sogar Putzmittel (!) preisen. Ich persönlich kenne ein paar wenige Menschen, die eine Laktoseintoleranz haben und Kuhmilchprodukte nicht vertragen. Ich kenne allerdings nicht einen einzigen Menschen, der auf Gluten reagiert. Wenn ich den Einkaufswagen durch den Markt schiebe, zeigt sich mir jedoch ein ganz anderes Bild. Folgt man den Schildern, könnte man meinen, die Hälfte der Bevölkerung sei davon betroffen. Wo sind wir nur hingekommen?

Liebe Leserinnen und Leser! Ich möchte Ihnen in Ihrem eigenen Interesse ans Herz legen, sich nicht von solch plakativen Aktionen ins Bockshorn jagen zu lassen. Wenn Sie bislang Käse und Kuhmilch vertragen haben, gibt es für Sie keinen Grund, auf laktosefreie Produkte umzusteigen. Und dieses Theater um die angebliche Gefahr des Klebereiweißes – oder Glutens – dient in erster Linie der Lebensmittelindustrie als Steilvorlage, um Produkte herstellen und absetzen zu können, die kein Mensch braucht.

In der Online-Ausgabe der Wochenzeitung DIE ZEIT vom 29. November 2013 erschien eine beispielhafte Geschichte darüber, wie Menschen durch Fehlinformationen, aber auch durch Fehldiagnosen verrückt gemacht werden und wertvolle Lebensqualität einbüßen. Der Autor schilderte seine ganz persönliche Odyssee, nachdem ihm eingeredet worden war, an einer Gluten-Unverträglichkeit zu leiden, was sich im Nachhinein als falsch herausstellte. Der Titel der Geschichte lautete »Die Legende vom bösen Gluten«. Und wie entstehen Legenden?

Das Perfide an Kampagnen ist ja, dass sie sich in die Köpfe der Menschen einschleichen, bis jeder davon ausgeht: »Irgendwas wird schon dran sein.« Und genau das ist das Ziel von Kampagnen: zu manipulieren und Lebens- und Konsumgewohnheiten zu beeinflussen.

Damit Sie sehen, wie leicht Menschen durch eine tendenziöse Berichterstattung manipuliert werden können, stelle ich Ihnen eine jüngere Studie vor, die Dr. Michael Witthöft von der Johannes-Gutenberg-Universität Mainz zusammen mit seinem Kollegen G. James Rubin vom Londoner King's College durchgeführt hat. Ihre Studie zeigt, inwiefern Medienberichte, die vor Gesundheitsrisiken warnen, bei manchen Menschen Nocebo-Effekte hervorrufen können.

Für ihren Versuch setzten die Wissenschaftler 147 Freiwillige vor den Fernseher. Einer Gruppe wurde eine BBC-One-Produktion gezeigt, in der vor den Gefahren gewarnt wurde, die von Handy- und WLAN-Signalen ausgehen könnten. Die Teilnehmer der anderen Gruppe sahen einen Bericht von BBC News über die Sicherheit von Internet- und Handy-Daten. Dann wurde allen Teilnehmern mitgeteilt, man setze sie über einen Zeitraum von 15 Minuten einer WLAN-Strahlung aus. Das war allerdings nur ein Fake. Die WLAN-Router wurden überhaupt nicht aktiviert. Aber Sie werden staunen, welche Symptome die vermeintlichen Strahlen hervorzurufen imstande waren. 54 Prozent der Probanden klagten über Beklemmungen und Konzentrationseinschränkungen. Sie berichteten auch über ein unangenehmes Kribbeln in Beinen, Füßen, Armen und Fingern. Zwei Teilnehmer mussten den Test sogar vorzeitig abbrechen, weil sie die »schädliche WLAN-Strahlung« nicht mehr ertragen konnten. In der Gruppe, die den Bericht über die dramatischen Gesundheitsgefahren im Zusammenhang mit Mobilfunkstrahlung zu sehen bekommen hatte, traten die Nocebo-Effekte deutlich stärker zutage als in der Gruppe, die den Bericht über die Sicherheit von Handys zu sehen bekam. Am schlimmsten erging es den ohnehin ängstlichen Probanden. Sie litten am meisten unter den frei erfundenen Strahlen.

Zu ähnlichen Ergebnissen gelangten neuseeländische Wissenschaftler. Auch sie konfrontierten Freiwillige mit Medienberichten. In ihrem Experiment ging es um die vermeintliche Gefahr, die von Windrädern ausgeht. Einer Gruppe wurde ein Film über das Infraschall-Syndrom gezeigt, ein diffuses

Krankheitsbild, das angeblich durch Windkrafträder verursacht wird. Im Film kamen Betroffene zu Wort, die über ihre Beschwerden berichten. Sie klagten unter anderem über Kopfschmerzen, Schlafstörungen, Schwindel und Übelkeit. Die andere Gruppe sah sich einen Film an, in dem Wissenschaftler erklärten, Infraschall könne nach den bisherigen Erkenntnissen nicht für die damit in Verbindung gebrachten Symptome verantwortlich sein.

Anschließend wurde allen Teilnehmern mitgeteilt, sie würden Infraschall ausgesetzt. Dazu wurden die Probanden auf zwei Räume verteilt. In jedem Raum saßen je zur Hälfte Teilnehmer, die den einen oder den anderen Film gesehen hatten. In einem Raum wurden die Probanden tatsächlich Infraschall ausgesetzt, während sich im anderen Raum gar nichts tat, die Teilnehmer allerdings im Glauben gelassen wurden, sich ebenfalls dieser Prozedur zu unterziehen.

Die Auswertung ergab, dass die Probanden, die vorab den Film mit den angeblich durch Infraschall hervorgerufenen Beschwerden gesehen hatten, deutlich häufiger die im Film beschriebenen Symptome entwickelten und auch deutlich stärker darunter litten als ihre Kollegen, die den entwarnenden Film angeschaut hatten, und zwar unabhängig davon, in welchem Raum sie waren. Auch dieses Experiment zeigt, dass eine alarmierende Berichterstattung Nocebo-Effekte hervorrufen kann.

Nun nützt es wenig, an das Verantwortungsbewusstsein der Medien zu appellieren, die jede Woche eine andere Sau durchs Dorf treiben, damit Sie, liebe Leser, hingucken, zuhören und nachlesen. Aber Sie können sich selbst vor Medien-Nocebos schützen, indem Sie reißerischen Berichten nicht allzu viel Bedeutung beimessen.

Erinnern Sie sich noch an die Schweinegrippe, vor der lautstark gewarnt wurde? Ich erinnere mich noch ziemlich genau daran. Als die Schweinegrippeviruspanik ihren Höhepunkt erreichte, war ich in Indien. Kurz vor dem Rückflug hatte ich mir eine Erkältung zugezogen. An Bord bat ich einen Stuart darum, die Klimaanlage ein klein wenig zu regulieren, weil es in der Kabine eiskalt war. Als ich ihm sagte, dass ich eine Erkältung habe und die Temperaturen meinem Zustand nicht gerade zuträglich seien, wollte mich der übereifrige Flugbegleiter aus der Maschine hinauskomplementieren. Der junge Mann glaubte, eine Überträgerin des gefährlichen Schweinegrippevirus enttarnt zu haben, und wollte mich auf keinen Fall mit nach München nehmen. Erst als ich ihn davon überzeugen konnte, dass es sich in meinem Fall um einen ganz gewöhnlichen Infekt handelte, ließ er von mir ab. Wollte man den Schlagzeilen aus dem Jahr 2009 Glauben schenken, hätte man wirklich befürchten können, die Schweinegrippe sucht die gesamte deutsche Bevölkerung, ach was: die ganze Weltbevölkerung heim. Dass dem nicht so war, wissen wir. Oder kennen Sie auch nur einen einzigen Menschen, der sich mit diesem Virus angesteckt oder gar daran verschieden ist?

Anfang 2014 wurde schon wieder gewarnt; dieses Mal vor einem noch gefährlicheren Erreger, einer hundsgemeinen Kreuzung aus Schweine- und Vogelgrippevirus. Und damit Sie nicht meinen, nur weil 2009 kaum jemand an dem gefährlichen Erreger gestorben ist, wird es dieses Mal wieder so glimpflich ablaufen, erklären Ihnen Zeitungen und Magazine, was Sie unbedingt über die neue Schweinegrippe wissen müssen.

Wenn Sie wissen wollen, warum es solche Meldungen immer wieder auf die Titelseiten schaffen, lege ich Ihnen das Buch *Die Weiße Mafia* von Dr. Frank Wittig ans Herz. Der Journalist hat in mühevoller Recherchearbeit aufgedeckt, wie viel kriminelle Energie im Spiel ist, wenn es gilt, die Bevölkerung in Angst und Schrecken zu halten, damit sie sich impfen lässt, und die politisch Verantwortlichen dazu zu bringen, extrem teure Impfstoffe zu horten, die dann später für viel Geld (Steuergeld!) entsorgt werden müssen.

Wie viel Placebo ist zulässig?

Dass sich die Verabreichung von Placebos im klinischen wie auch im Praxisalltag in weitreichenden Grauzonen bewegt, habe ich bereits anklingen lassen. Dass Placebos in der Praxis verabreicht werden, ist allerdings ein Faktum, das sich nun mal nicht wegdiskutieren lässt. Das haben verschiedene Umfragen ergeben.

In einer aktuellen Studie hat Prof. Dr. Klaus Linde vom Institut für Allgemeinmedizin der TU München zusammen mit einem Wissenschaftlerteam bundesweit 700 niedergelassene Ärzte zu ihrem Umgang mit Placebos befragt. In der Einleitung schreiben die Autoren: »Placebointerventionen spielen in der ärztlichen Praxis außerhalb klinischer Studien eine nicht unerhebliche Rolle. Arztbefragungen aus verschiedenen Ländern haben ergeben, dass zwischen 17 Prozent und 80 Prozent der Befragten mindestens einmal in der Vergangenheit Placebos angewendet haben ...«

Für ihre Erhebung haben die Forscher Fragebögen an niedergelassene Hausärzte, Orthopäden sowie Internisten verschickt. Die Ergebnisse der Studie sehen kurzgefasst so aus: 46 Prozent der Allgemeinmediziner, 24 Prozent der Internisten und 17 Prozent der Orthopäden gaben an, im zurückliegenden Jahr mindestens einmal ein Placebo verordnet zu haben. Doch auch in deutschen Krankenhäusern kommen Zuckerpillen gelegentlich zum Einsatz.

Eine Ärztin erzählte mir neulich, wie es dazu kam, dass sie ihre erste Placebo-Pille verabreichte – in einem deutschen Krankenhaus wohlgemerkt! Sie hatte Nachtdienst. Auf der Station lag ein Patient zur Beobachtung, der einen Herzinfarkt erlitten hatte. Die Medikation war auf seine Symptomatik eingestellt. Aber der Mann fürchtete, nicht schlafen zu können. Schlafmittel beziehungsweise Beruhigungsmittel hielt die Ärztin nicht für angebracht, weil diese möglicherweise zu Wechselwirkungen mit anderen Präparaten hätten führen können. Erschwerend kam hinzu, dass der Mann kein deutscher Staatsbürger war und weder Deutsch noch gut Englisch sprach. Der Dolmetscher war nicht erreichbar, so dass sie sich nur bruchstückhaft mit dem Patienten verständigen konnte. Aber die Ärztin spürte, dass seine Angst stetig zunahm. Sie rief einen Kollegen an und schilderte ihm die Situation. Der riet ihr dazu, dem Patienten ein Placebo zu verabreichen und dem Mann gut zuzureden; das müsse funktionieren. Daraufhin fragte die Ärztin eine Krankenschwester, ob es solche Tabletten gebe. Die Schwester, die offenkundig mit der Praxis der Placebo-Gabe vertraut war, holte daraufhin eine Packung schönster, reinster Zuckerpillen aus dem Schrank, die anscheinend für eine solche Situation, wie sie sich gerade zutrug, gedacht waren. Die Schwester wusste auch, welchen Budenzauber man aufführen musste, um den Patienten davon zu überzeugen, ein echtes Medikament zu bekommen.

Die Ärztin beherzigte die Ratschläge der Krankenschwester; sie verabreichte dem panischen Mann die Tablette und sprach ihm gut zu. Das, was sie ihm zu sagen hatte, verstand er auch ohne Englischkenntnisse. Die sprachlichen Defizite glich sie durch eine geradezu mütterliche Fürsorge aus, mit dem Ergebnis, dass der Mann sich binnen kürzester Zeit beruhigte und einschlief. Für die Ärztin war die Zuckerpille ein Segen; für den Patienten sowieso. Aber sie erzählte mir auch, dass ihr die Aktion nicht ganz geheuer gewesen sei und dass sie das eigentlich auch nicht gut fände.

Diesen Eindruck hatten auch die Wissenschaftler um Klaus Linde. In der Schlussfolgerung ihrer Studie schreiben die Autoren: »... Die Ergebnisse sprechen dafür, dass es bei der Verwendung von Placebos und unspezifischen Therapien mehr um die Bewältigung schwieriger Situationen in der Praxis geht als um die Auslösung von Placebo-Effekten.«

Diese Schlussfolgerung entspricht in etwa der Haltung jener jungen Ärztin, die in einer Notsituation zum Placebo gegriffen hat, aber nicht, weil sie bewusst einen Placebo-Effekt auslösen wollte. Unabhängig von ihrer jeweiligen Intention geraten Ärzte in ein Dilemma, wenn sie Patienten wirkstofflose Medikamente verschreiben oder verabreichen, sowohl in ein rechtliches als auch in ein ethisches. Denn genau genommen schummeln sie, wenn sie vorgeben, ein wirksames Mittel zu verordnen, das nur aus Milchzucker besteht.

Und da sind wir beim ersten Problem: Ärzte unterliegen einer Informations- und Aufklärungspflicht. Das heißt, genau genommen müssten sie ihre Patienten darüber aufklären, wenn sie ihnen ein wirkstoffloses Präparat verordnen, damit der Patient von seinem Selbstbestimmungsrecht Gebrauch machen und darüber entscheiden kann, ob er die Möglichkeiten eines Placebos nutzen möchte oder nicht.

Tja, und da beißt sich die Katze in den Schwanz. Auch wenn Studien wie die von Ted Kaptchuk zeigen, dass Patienten auch dann von der Einnahme eines Scheinmedikaments profitieren, wenn sie wissen, dass es sich um ein Placebo handelt, muss man nach dem derzeitigen Stand der Forschung davon ausgehen, dass der Placebo-Effekt eine positive Erwartung voraussetzt. Ob diese in der Breite der Krankheitsbilder auch dann hervorgerufen werden kann, wenn die Patienten von vornherein wissen, dass sie keinen Wirkstoff, sondern ein wirkstoffloses Medikament erhalten, ist eine von vielen Fragen, die im Raum stehen und zum aktuellen Zeitpunkt nicht abschließend beantwortet werden können.

Ein weiteres Problem, mit dem sich Ärzte im Praxisalltag konfrontiert sehen, ist die ethische Dimension einer Placebo-Behandlung. Viele Ärzte haben ein schlechtes Gewissen, wenn sie ihre Patienten gewissermaßen hinters Licht führen. Genau genommen besteht zwischen Arzt und Patient ein Behandlungsvertrag, den es von beiden Parteien einzuhalten gilt. Und dazu gehört es nun einmal, dass Ärzte ihrer Aufklärungspflicht nachkommen. Viele Mediziner versuchen, das Dilemma zu umgehen, indem sie sogenannte Pseudo-Placebos oder auch unreine Placebos verschreiben. Das tun der aktuellen Studie der Gruppe um Klaus Linde zufolge 65 Prozent der befragten Allgemeinmediziner, 45 Prozent der Internisten sowie 36 Prozent der Orthopäden.

In seiner Stellungnahme zu *Placebos in der Medizin* beschreibt der Wissenschaftliche Beirat der Bundesärztekammer Pseudo-Placebos als:

»… pharmakodynamisch aktive Substanzen, die allerdings bei der Erkrankung keine spezifische Wirkung entfalten, entweder weil die Dosis zu niedrig ist oder die behandelte Erkrankung nach den Kriterien der evidenzbasierten Medizin nicht darauf anspricht«. Ein Pseudo-Placebo könnten beispielsweise Vitamine oder andere Aufbaupräparate sein, pflanzliche Heilmittel, aber auch ein Antibiotikum, das bei einem viralen Infekt zum Einsatz gebracht wird. Doch auch solche Pseudo-Placebos sind in ihrem Einsatz nicht ganz unbedenklich, weil sie zu Nebenwirkungen führen können. Sie sehen schon, dass der Einsatz von Placebos im Praxisalltag der Quadratur des Kreises gleichkommt.

Um niedergelassenen Ärzten einen Weg aus diesem Dilemma zu zeigen, hat der Wissenschaftliche Beirat der Bundesärztekammer eine entsprechende Empfehlung abgegeben. Und weil diese Empfehlung sowohl in der deutschen als auch in der internationalen Presse schon ordentlich Verwirrung gestiftet hat, weil sie falsch wiedergegeben beziehungsweise falsch interpretiert wurde, zitiere ich an dieser Stelle wörtlich:

»… Es besteht allerdings in der therapeutischen Praxis nicht nur eine Unsicherheit, sondern auch eine Unkenntnis darüber, inwieweit eine Placebogabe in ethischer und rechtlicher Hinsicht erlaubt, vielleicht sogar geboten ist. Da die experimentelle Forschung zeigt, welchen Nutzen der Patient aus einer Placebogabe ziehen kann, so wird vom Wissenschaftlichen Beirat der Bundesärztekammer aus ethischer Sicht die bewusste Anwendung von Placebo oder »Pseudo-Placebo« in der therapeutischen Praxis (außerhalb klinischer Studien) durchaus für vertretbar gehalten, und zwar unter folgenden Voraussetzungen und unter Beachtung der herrschenden Rechtsauffassung:

• Es ist keine geprüfte wirksame (Pharmako-)Therapie vorhanden.
• Es handelt sich um relativ geringe Beschwerden, und
• es liegt der ausdrückliche Wunsch der Patienten nach einer Behandlung vor.
• Es besteht Aussicht auf Erfolg einer Placebo-Behandlung bei dieser Erkrankung.

Hohe Relevanz kommt in diesem Fall dem ärztlichen Gespräch zu. Bei der erforderlichen Aufklärung sollte der Patient über den erwarteten Nutzen und die Risiken informiert werden. Gegebenenfalls kann der Patient darüber informiert werden, dass die verabreichte Substanz (Placebo) dazu führen kann, dass körpereigene Mechanismen angestoßen werden, die einen biologischen Effekt haben.«

Damit hat das Gremium nicht, wie in einigen Blättern fälschlicherweise behauptet, empfohlen, mehr Placebos einzusetzen, sondern die zum gegenwärtigen Zeitpunkt bestehenden Möglichkeiten einer praktischen Nutzung von Placebos aufgezeigt, und zwar in den oben genannten vier Ausnahmefällen.

Wenn keine geprüfte wirksame Therapie vorhanden ist, heißt das im konkreten Krankheitsfall: Der Patient kann entweder nicht behandelt werden oder mit einem Placebo behandelt werden. Das dürfte vor allem auf chronische Krankheiten zutreffen, für die es keine Heilung gibt, sondern nur symptomlindernde Medikamente, die jedoch häufig, vor allem bei dauerhafter Anwendung, mit Nebenwirkungen einhergehen. Doch auch im Fall einer solchen nebenwirkungsbehafteten Therapiemöglichkeit zur Linderung chronischer Krankheitssymptome muss der Arzt dem Patienten diese Option zunächst aufzeigen. Es obliegt der ärztlichen Aufklärungspflicht, alle verfügbaren Behandlungsansätze mit dem Patienten durchzusprechen und auf den zu erwartenden Behandlungserfolg sowie auf die potentiellen Risiken einzugehen.

Entscheidet sich der Patient bewusst gegen die Standardtherapie, weil er möglicherweise die Nebenwirkungen nicht in Kauf nehmen will oder die Chancen des Behandlungserfolgs als zu gering betrachtet, kann der Arzt dem Patienten ein Placebo als Alternative vorschlagen. Er könnte ihm beispielsweise von einem Mittel erzählen, das im konkreten Krankheitsfall eine interessante Alternative sein kann. Ferner könnte er den Patienten davon in Kenntnis setzen, dass dieses Mittel die Selbstheilungskräfte anregen kann und dass andere Patienten mit einem ähnlichen Krankheitsverlauf auch davon profitiert haben.

Wenn wir noch einmal auf den Mann zurückkommen, der Knochenmetastasen hatte und eine weitere Morphinbehandlung zur Schmerzlinderung ablehnte, weil sie ihm nicht mehr half und zudem seine Lebenssituation unerträglich machte. Dieser Mann lehnte die Standardtherapie bewusst ab und bat seinen Arzt, ihm eine Alternative zu nennen, die seine Schmerzen erträglicher machte. Der Arzt, zu dem er ein gutes und vor allem vertrauensvolles Verhältnis hatte, schlug ihm ein Mittel vor, mit dem er bei anderen Patienten bereits gute Erfahrungen gemacht hatte.

Um die schmerzlindernde Wirkung dieses Mittels – von dem wir wissen, dass es sich um Kochsalzlösung und folglich um ein reines Placebo handelte – zu optimieren, schlug er seinem Patienten vor, gemeinsam dafür zu beten, dass seine Schmerzen nachlassen.

Der Arzt machte im Grunde genommen alles richtig: Ihm lag nicht nur das Einverständnis, sondern der ausdrückliche Wunsch seines Patienten nach einer alternativen Schmerzbehandlung vor. Er informierte den Patienten über den potentiellen Nutzen der Alternative. Und er setzte sogar noch eins obendrauf, indem er die Erwartung des Patienten durch das gemeinsame Gebet erhöhte. Dem Patienten erwuchs aus dieser Placebo-Behandlung kein Nachteil, im Gegenteil: Er wurde von seinen Schmerzen befreit und konnte wieder am Leben teilnehmen, was ihm vorher infolge der betäubenden Wirkung des Morphins kaum mehr möglich gewesen war.

Dass die Diskussion um den Einsatz von Placebos in der ärztlichen wie auch in der klinischen Praxis längst nicht vom Tisch ist, ist klar. Da werden Juristen, Mediziner und Mitglieder von Ethikkommissionen noch viele Marathonsitzungen lang die Köpfe zusammenstecken müssen, um tragbare Lösungen im Interesse der Patienten zu erarbeiten. Denn das sollte bei aller Befangenheit, die im Zusammenhang mit Placebos nach wie vor besteht, bedacht werden: Das Wohl der Patienten sollte bei solchen Diskussionen im Vordergrund stehen!

Aus diesem Grund hat der Wissenschaftliche Beirat der Bundesärztekammer in seiner Stellungnahme explizit darauf hingewiesen, dass die Erkenntnisse der Placebo-Forschung zum Wohl der Patienten in die ärztliche Praxis einfließen sollten: »Da ein Placebo-Effekt auch bei der Standardtherapie auftritt, ergibt sich ... zwingend die Forderung aus ethischer Sicht, die Erkenntnisse der Placebo-Forschung (z.B. hinsichtlich des therapeutischen Umfelds und der Rolle des Arztes beim Zustandekommen des Placebo-Effekts) in der Praxis anzuwenden, um den Patienten optimal zu behandeln, Arzneimittelwirkungen zu maximieren, unerwünschte Wirkungen von Medikamenten zu verringern und Kosten im Gesundheitswesen zu sparen. Diese Kenntnisse müssen Ärztinnen und Ärzten bereits in der Ausbildung sowie in der Weiter- und Fortbildung vermittelt werden.«

Wenn sich alle Ärztinnen und Ärzte, die dieses Buch bis zum Schluss durchgelesen haben, dieses Zitat zu Herzen nehmen, ist schon viel gewonnen. Ich wünsche es den Patienten von Herzen. Aber ich wünsche es auch den Ärztinnen und Ärzten. Denn um wie viel zufriedener und möglicherweise sogar glücklicher könnten Mediziner sein, wenn sie ein besseres und vertrauensvolles Verhältnis zu ihren Patienten aufbauen und auf diesem Fundament gemeinsam mit den Patienten mehr Gesundheit erreichen könnten. Hören Sie Ihren Patienten zu, und behandeln Sie sie als das, was sie sind: Menschen, die zu Ihnen kommen, weil sie Ihre Hilfe suchen. Verordnen Sie nicht einfach vom Schreibtisch weg, sondern erklären Sie Ihren Patienten, warum die von Ihnen für richtig befundenen Therapien notwendig, hilfreich und gut sind.

Literaturempfehlungen

Bartens, Werner: *Körperglück. Wie gute Gefühle gesund machen*, Droemer 2010

Bundesärztekammer: *Placebo in der Medizin*, Deutscher Ärzte-Verlag, 23.10.2008

Colloca L., Flaten M. A. & Meissner K. (Hrsg.): *Placebo and Pain. From Bench to Bedside*, Academic Press 2013

Esch, Tobias: *Die Neurobiologie des Glücks: Wie die positive Psychologie die Medizin verändert*, Thieme 2011

Hoffmann, Bernt: *Handbuch Autogenes Training*, dtv 2000

Iyengar, B.K.S.: *Yoga, Der Weg zu Gesundheit und Harmonie*, Dorling Kindersley 2012

Kabat-Zinn, Jon: *Gesund durch Meditation. Das große Buch der Selbstheilung mit MBSR*, MensSana 2011

Langbein, Kurt: *Weissbuch Heilung*, ecowin 2014

Lindemann, Hannes: *Autogenes Training. Der bewährte Weg zur Entspannung*, Goldmann 2004

Lown, Bernhard: *Die verlorene Kunst des Heilens. Anleitung zum Umdenken*, Suhrkamp 2004

Ott, Ulrich: *Meditation für Skeptiker. Ein Neurowissenschaftler erklärt den Weg zum Selbst*, O. W. Barth 2010

Platsch, Klaus-Dieter: *Was heilt. Vom Menschsein in der Medizin*, Theseus 2007

Schwarz, Anja & Aljoscha: *Muskelentspannung nach Jacobson*, blv 2009

Schubert, Christian: *Psychoneuroimmunologie und Psychotherapie*, Schattauer 2011

Walach, Harald: *Weg mit den Pillen! Selbstheilung und warum wir für unsere Gesundheit Verantwortung übernehmen müssen*, Irisiana 2011

Wittig, Frank: *Die Weiße Mafia. Wie Ärzte und die Pharmaindustrie unsere Gesundheit aufs Spiel setzen*, riva 2013

Dank

Ich möchte mich an erster Stelle bei Dr. Karin Meissner bedanken, die mir mit ihren Erfahrungen und ihrem Wissen von Anfang an begleitend zur Seite gestanden und mir auf die Finger geklopft hat, wenn ich den klinisch reinen Pfad vorliegender Daten verlassen und in die Niederungen der Spekulationen und Vermutungen absteigen wollte. Ich danke aber auch all jenen, die mich darin bestärkt haben, auf die Missstände hinzuweisen, die auf dem Rücken der Patienten für viel Leid sorgen. Ich bedanke mich bei allen, die mich mit ihrer Expertise unterstützt und sich die Zeit genommen haben, den einen oder anderen Absatz auf Herz und Nieren zu überprüfen. Mein Dank gilt Dr. Samia Little Elk, Prof. Dr. Robert Jütte, Prof. Dr. Walter Zieglgänsberger, Prof. Dr. Ernil Hansen, Prof. Dr. Rüdiger Seitz, Dr. Martin Marianowicz, Dr. Kai Fehse, Hardy Müller, Prof. Dr. Günter Stalla, Prof. Dr. Niko Kohls, Prof. Dr. Franz Porzsolt, Dr. E. Biermann, Dr. Lars Woytecki sowie Dr. Christian Sprenger. Ich bedanke mich bei allen Patienten sowie ihren Angehörigen für das Vertrauen, das sie mir geschenkt haben, indem sie mich an ihren Geschichten teilhaben ließen. Und zu guter Letzt möchte ich meinem Mann danken, der die Rolle des Testlesers übernahm und dem zwischenzeitlich Nocebos im Traum erschienen.

Jon Kabat-Zinn

GESUND DURCH MEDITATION

Das große Buch der Selbstheilung
mit MBSR

Jon Kabat-Zinns wissenschaftlich fundierte Methode der Achtsamkeitspraxis MBSR (Mindfulness-Based Stress Reduction) ist weltweit auf dem Vormarsch. In diesem Programm lernt man Schritt für Schritt, wie man durch bestimmte Meditationen, Atem- und Yogaübungen achtsam wird, sich entspannt und auf diese Weise Stress, Schmerzen und Beschwerden abbauen kann. Mittlerweile ist daraus eine Bewegung entstanden, die unsere Gesellschaft auf vielfältige Weise verändert.

Gesund durch Meditation enthält alle notwendigen Informationen für die eigene meditative Praxis. Mit ihr erhöht man deutlich den Grad der Achtsamkeit im Leben und lernt, mit den Herausforderungen des Lebens besser umzugehen.

Vollkommen überarbeitete und aktualisierte
Neuausgabe »des hervorragenden, fundierten
Werkes eines ebenso kompetenten wie
international anerkannten Autors«.
Psychologie heute

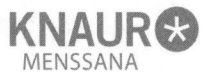

KNAUR
MENSSANA

Ulrich Ott

MEDITATION FÜR SKEPTIKER

Ein Neurowissenschaftler erklärt den Weg zum Selbst

Meditation ist ein Instrument der Selbsterkenntnis, das jeder für sich nutzen kann. Der neben Wolf Singer bekannteste Meditationsforscher im deutschsprachigen Raum erschließt auf undogmatische Weise den Weg in die spirituelle Praxis. Ulrich Ott vereint in sich den rationalen Wissenschaftler mit dem langjährig Praktizierenden. Er vermittelt sowohl fundiertes Hintergrundwissen als auch konkrete Übungsanweisungen. In fünf Schritten lädt er den Leser zur eigenen praktischen Erfahrung ein: ein einzigartiges Meditationshandbuch von sachlicher Überzeugungskraft.

»Das Buch von Ulrich Ott stellt einen Meilenstein in der Literatur zum Thema Meditation dar.«
Visionen

O.W. BARTH ✪